Sistema 4M no Tratamento do Melasma

Peeling Químico, *Peeling* de Cristal e Diamante e LED

Thieme Revinter

Sistema 4M no Tratamento do Melasma

Peeling Químico, *Peeling* de Cristal e Diamante e LED

Rodrigo Soliva Jahara

Graduado em Fisioterapia pela Universidade Gama Filho, RJ
Pós-Graduado em Fisioterapia Dermatofuncional pela Universidade Gama Filho, RJ
Atua na Área com *Peelings* Químicos desde 2002
Ex-Professor do Curso de Pós-Graduação em Fisioterapia Dermatofuncional da Universidade Gama Filho, RJ
Professor do Curso de Pós-Graduação em Fisioterapia Dermatofuncional da Universidade Estácio de Sá, RJ
Diretor e Coordenador da Equipe de Fisioterapeutas da Clínica Estetique Center, RJ
Membro da Associação dos Fisioterapeutas do Brasil
Presidente do Congresso Carioca de Fisioterapia Dermatofuncional – Gestão 2011

Thieme
Rio de Janeiro • Stuttgart • New York • Delhi

Dados Internacionais de Catalogação na Publicação (CIP)

J25s

Jahara, Rodrigo Soliva
 Sistema 4M no Tratamento do Melasma: *Peeling* Químico, *Peeling* de Cristal e Diamante e LED / Rodrigo Soliva Jahara – 1. Ed. – Rio de Janeiro – RJ: Thieme Revinter Publicações, 2018.
 86 p.: il; 16 x 23 cm.

 Inclui Índice Remissivo e Referências Bibliográficas
 ISBN 978-85-5465-037-7

 1. Melasma. 2. *Peeling*. 3. Tratamento. 4. Protocolos. I. Título.

CDD: 616.5
CDU: 616.5:616-08

Nota: O conhecimento médico está em constante evolução. À medida que a pesquisa e a experiência clínica ampliam o nosso saber, pode ser necessário alterar os métodos de tratamento e medicação. Os autores e editores deste material consultaram fontes tidas como confiáveis, a fim de fornecer informações completas e de acordo com os padrões aceitos no momento da publicação. No entanto, em vista da possibilidade de erro humano por parte dos autores, dos editores ou da casa editorial que traz à luz este trabalho, ou ainda de alterações no conhecimento médico, nem os autores, nem os editores, nem a casa editorial, nem qualquer outra parte que se tenha envolvido na elaboração deste material garantem que as informações aqui contidas sejam totalmente precisas ou completas; tampouco se responsabilizam por quaisquer erros ou omissões ou pelos resultados obtidos em consequência do uso de tais informações. É aconselhável que os leitores confirmem em outras fontes as informações aqui contidas. Sugere-se, por exemplo, que verifiquem a bula de cada medicamento que pretendam administrar, a fim de certificar-se de que as informações contidas nesta publicação são precisas e de que não houve mudanças na dose recomendada ou nas contraindicações. Esta recomendação é especialmente importante no caso de medicamentos novos ou pouco utilizados. Alguns dos nomes de produtos, patentes e design a que nos referimos neste livro são, na verdade, marcas registradas ou nomes protegidos pela legislação referente à propriedade intelectual, ainda que nem sempre o texto faça menção específica a esse fato. Portanto, a ocorrência de um nome sem a designação de sua propriedade não deve ser interpretada como uma indicação, por parte da editora, de que ele se encontra em domínio público.

© 2018 Thieme Revinter Publicações Ltda.
Rua do Matoso, 170, Tijuca
20270-135, Rio de Janeiro – RJ, Brasil
http://www.ThiemeRevinter.com.br

Thieme Medical Publishers
http://www.thieme.com
Capa: Thieme Revinter Publicações

Impresso no Brasil por Zit Editora e Gráfica.
5 4 3 2 1
ISBN 978-85-5465-037-7

Todos os direitos reservados. Nenhuma parte desta publicação poderá ser reproduzida ou transmitida por nenhum meio, impresso, eletrônico ou mecânico, incluindo fotocópia, gravação ou qualquer outro tipo de sistema de armazenamento e transmissão de informação, sem prévia autorização por escrito.

APRESENTAÇÃO

Esta obra é direcionada aos profissionais da área da saúde e, em especial, para a fisioterapia dermatofuncional. Neste livro, você vai encontrar conteúdo didático para o tratamento e controle do melasma. Para tratarmos este tipo de problema, temos que entender todo o processo de formação da melanina pelo melanócito, suas fases, etapas e as reações químicas envolvidas até a ocorrência do depósito da melanina nos queratinócitos. Por este motivo, esta obra inicia com uma revisão geral sobre a anatomia e fisiologia da pele, suas camadas e estruturas.

Este livro reúne toda a experiência e a vivência clínica do autor, durante 15 anos no tratamento do melasma, passando por seus protocolos, melhores técnicas, melhores princípios ativos e suas funções. Associação do *peeling* químico com outras técnicas como, por exemplo, *peelings* de cristal, diamante e ultrassônico, a utilização dos LEDS (terapia fotodinâmica) e a luz intensa pulsada é fundamental quando bem empregada para potencializar o clareamento e o controle do melasma.

Sabe-se que, para o melasma, não existe cura, até porque sua fisiopatologia ainda é desconhecida. Entende-se que, no tratamento, para o controle desta disfunção não há a necessidade de agressão à pele, pois, quanto maior for a lesão, maior a probabilidade da formação e da piora do melasma (efeito rebote). Por este fato, o autor coloca suas experiências positivas e negativas para que o profissional da área possa ter conhecimento e para que o conteúdo desta literatura possa somar ao seu dia a dia em clínicas e consultórios.

AVISO IMPORTANTE

Esta obra destina-se aos profissionais da área de saúde (fisioterapeutas, médicos, biomédicos, enfermeiros e esteticistas) e tem a intenção de fornecer informações científicas, autorizadas e relatadas para uso profissional, referente aos assuntos abordados.

Os relatos, experiências clínicas pessoais e as informações citadas neste livro têm a intenção de ajudar e reforçar o trabalho clínico em protocolos dos colegas fisioterapeutas da área dermatofuncional e de outros da área médica. Sabendo que cada paciente reage a protocolos diferentes, o autor orienta o leitor a fazer uma boa avaliação clínica dermatológica de seus pacientes, dando importância à queixa principal dita por eles, pois, assim, o sucesso do tratamento será garantido. Todo e qualquer resultado nos tratamentos estéticos e dermatológicos é lento e progressivo. Vai depender da idade, do comportamento e da resposta fisiológica de cada indivíduo. Tenha cuidado com as respostas irrealistas em relação às técnicas utilizadas, para que, no futuro, não haja um desgaste entre profissional e paciente.

O autor não se responsabiliza pela má execução dos protocolos informados e nem por eventualidades que possam ocorrer, como, por exemplo, reações adversas da pele, uso incorreto dos cosméticos domiciliares pelos pacientes, uso incorreto dos cosméticos clínicos pelos profissionais, pelos efeitos dos equipamentos utilizados de acordo com a sua potência, suas características técnicas e defeito de fabricação ou por falta de manutenção.

AGRADECIMENTOS

Agradeço a Deus por me dar forças para desenvolver a cada dia o melhor de mim, buscando conhecimento para atender as necessidades dos meus pacientes e poder contribuir com meus colegas de profissão e alunos em relação a minha prática clínica. Sou extremamente grato aos meus pais, que sempre apoiaram e confiaram em todas as minhas decisões; agradeço também aos meus familiares, que sempre contribuíram para a minha base profissional. Deixo também o meu agradecimento ao ilustre amigo e professor Fábio dos Santos Borges por me incentivar a evoluir, dividindo seus conhecimentos em relação a nossa especialização e de ter a ideia de criar esta literatura com base na exposição da minha experiência ambulatorial do dia a dia. Não poderia esquecer de agradecer a minha companheira Priscila Monteiro dos Santos, pelo árduo apoio diário e por ter me dado também incentivo à criação desta obra.

Agradeço também a todos que fazem parte da minha equipe na minha clínica, aos meus alunos e amigos de profissão que dividiram comigo suas experiências do dia a dia: eles foram o ponto de partida para a escrita deste livro. E não poderia deixar de lembrar dos meus pacientes, que acreditam e confiam em mim e no meu trabalho.

SUMÁRIO

MELASMA 1
PELE 3
MELANÓCITOS 6
MELANOSSOMAS 9
MELANINA 11
RESUMO 14
TIPOS DE MANCHAS ENCONTRADAS NA PELE 15
    Melanose ou Mancha Senil 15
    Efélides ou Sardas 16
    Melasmas 16
    Manchas Pós-Inflamatórias 17
    Ceratose Seborreica 18
CLASSIFICAÇÃO DAS MANCHAS 19
COMO ANALISAR AS MANCHAS 20
TÉCNICAS ASSOCIADAS PARA O TRATAMENTO DO MELASMA ... 24
    Peeling Ultrassônico 24
    Peeling de Cristal 25
    Peeling de Diamante 26
    LED – Terapia de Fotobiomodulação 27
LUZ INTENSA PULSADA 32
ATIVOS INDICADOS PARA O TRATAMENTO DO MELASMA ... 36
    Hexylresorcinol 36
    Alpha-Arbutin 38
    Arbutin 38
    Biosome C 38
    Ácido Glicirrízico 39
    Ácido Mandélico 39
    Ácido Fítico 40
    Ácido Kójico Dipalmitato 41
    Ácido Tranexâmico 42
    Ácido Tioglicólico 44
    Ácido Glicólico 45

Idebenona 48
　　Isocell Citrus® 49
　　Whitessence® 49
　　Melawhite 49
　　Melfade J 49
　　Skin Whitening Complex 49
　　Antipollon 49
　　Azeloglicina 50
　　Biowhite 50
　　Clariskin 50
　　Matipure® 50
SUPLEMENTAÇÃO A FAVOR DA BELEZA 51
　　Niacin (Vit. B3) 51
　　Luteína 53
　　Resveratrol 54
　　Ômega 3 55
　　Óleo de Linhaça 56
　　Pele e Filtro Solar 56
PROTOCOLOS 62
　　Protocolo 1 – Mancha Superficial 62
　　Protocolo 2 – Mancha Superficial 63
　　Protocolo 3 – Mancha Mista 63
　　Protocolo 4 – Mancha Mista 63
REFERÊNCIAS BIBLIOGRÁFICAS 65
ÍNDICE REMISSIVO 69

Sistema 4M no Tratamento do Melasma

Peeling Químico, *Peeling* de Cristal e Diamante e LED

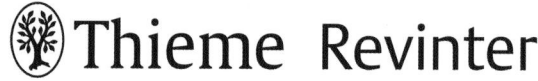

MELASMA

É uma hipermelanose crônica, adquirida, que acomete áreas expostas da pele, principalmente as regiões frontal e malar.[1-5] Afeta ambos os sexos, com maior incidência em mulheres, especialmente gestantes.[2,3,5] Ocorre em todas as raças, particularmente em indivíduos com fototipos altos, que vivem em áreas com elevados índices de radiação ultravioleta (RUV).[4,6,7]

A etiopatogenia do melasma ainda não está bem esclarecida. O fator importante e principal ainda é a radiação ultravioleta, responsável pela peroxidação dos lipídios na membrana celular, facilitando a liberação de radicais livres, que estimulariam os melanócitos.[3,5,6]

Uma relação direta entre melasma e fatores hormonais femininos foi descrita em estudo demonstrando níveis elevados de hormônio luteinizante (LH) e a diminuição de estradiol sérico.[3,5,6] Sugere-se, ainda, etiologia vascular, na qual os melanócitos que apresentam receptores de fator do crescimento do endotélio vascular (VEGF) poderiam responder a fatores angiogênicos, aumentando a vascularização e contribuindo para a hiperpigmentação cutânea.[8] Além disso, a microscopia eletrônica demonstra aumento da síntese de tirosinase nas lesões do melasma.[7] A ocorrência familiar sugere predisposição genética.[4]

O melasma é classificado de acordo com as características clínicas e histológicas.[7] Essa classificação tem especial importância para se definir a escolha terapêutica e o prognóstico.[1,3] Em relação à localização do pigmento, ele pode se apresentar tanto no corpo como na face, como mostra a Figura 1. Esse pigmento localiza-se tanto na epiderme superficial quanto na profunda.[3-5]

O tratamento do melasma tem como principal objetivo o clareamento das lesões e a manutenção das regiões afetadas, com o menor número possível dos efeitos adversos.[4,9] No Quadro 1, estão descritos os efeitos e mecanismos de ação de acordo com os princípios ativos mais comuns.

Recomenda-se ao profissional orientar os pacientes que irão se submeter a um tratamento de controle e clareamento do melasma a procurar seu médico e verificar a possibilidade de substituição das pílulas anticoncepcionais por outros métodos contraceptivos, bem como do uso de drogas fotossensíveis pelas que não o sejam e ainda recomenda-se que o paciente evite a ingesta de alimentos à base de betacarotenos, pois todos esses exemplos citados podem interferir no resultado final do tratamento.[10] Várias técnicas podem ser utilizadas no controle do melasma, como, por exemplo, *peelings* químicos clareadores, microdermoabrasão, luz intensa pulsada e *lasers*.[11] Nunca se deve esquecer que o emprego dessas técnicas precisa ser de forma branda, evitando surgimento de lesões médias a graves, para que não haja ocorrência do efeito rebote.

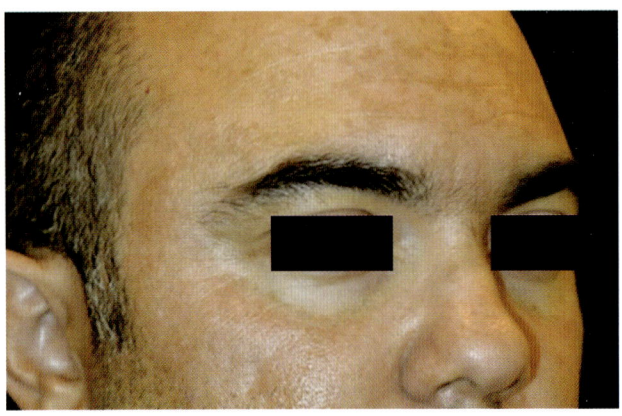

Fig. 1. Característica da pele com melasma resistente na região da testa e da bochecha.

Quadro 1. Efeito Referente às Substâncias Tópicas e Técnicas Não Ablativas

Mecanismo de ação	Ativo/técnica
Inibidores da tirosinase	Ácido Kójico dipalmitato
	Ácido Fítico
	Hexylresorcinol
	Alpha Arbutin
	Arbutin
	Biosome C
	Ácido Mandélico
	Ácido Tranexâmico
	Idedenona
	Isocell Citrus®
	Whitessence®
	Melawhite
	Melfade J
	Skin Whitening Complex
	Antipollon
	Azeloglicina
	Biowhite
	Clariskin
Potencializadores	LED (azul)
	IPL
Associações	*Peeling* cristal
	Peeling ultrassônico
	Peeling diamante
Toxicidade (morte ao melanócito)	Hidroquinona

PELE

A pele recobre a superfície de, aproximadamente, $2m^2$ do corpo, sendo o maior órgão do corpo humano e a principal barreira física contra o meio externo. Embora a pele desempenhe diversas funções vitais de comunicação e controle que garantem a homeostase do organismo, por muitos anos esse órgão foi considerado apenas uma barreira contra agentes externos. Essas funções foram resultado da evolução de uma estrutura complexa que envolve diversas camadas, cada uma com propriedades particulares. As principais camadas da pele incluem a epiderme, a derme e a hipoderme (Fig. 2).[12]

A camada superficial, a epiderme, é formada por células epiteliais estratificadas que estão sobre a camada do tecido conectivo (derme). Por sua vez, a epiderme e a derme estão fixadas em uma camada composta por tecido adiposo; esta última camada é denominada hipoderme, sendo que alguns autores relatam que essa estrutura não é classificada como camada da pele.[13,14]

Analisando a Figura 3, nota-se que aproximadamente 80% da epiderme é constituída por queratinócitos, que são as células responsáveis pela formação do epitélio estratificado pavimentoso. Essas células possuem esse nome em virtude de sua função essencial: a fabricação de queratina, uma proteína que preenche as células mais superficiais da epiderme para formar a camada córnea. Um tipo de célula dendrítica chamada melanócito, que representa 13% da população celular da epiderme, distribui-se por toda a extensão da epiderme e, através de seus dendritos, distribui a melanina que produz para os queratinócitos ao seu redor. Outra população de células presente na epiderme é a de células de Langerhans. Essas células, presentes igualmente na boca, em pulmão, bexiga, reto e vagina, capturam antígenos que romperam a camada córnea da epiderme e migram para a derme, onde apresentam antígenos para linfócitos T, induzindo assim uma resposta imune.[15]

O formato ondulado da camada da epiderme mais próxima à derme aumenta a superfície de contato entre essas duas, favorecendo assim a troca de elementos nutritivos e metabólicos.

A interface entre essas duas camadas da pele é denominada junção dermoepidérmica. A derme é um tecido conectivo constituído por uma grande variedade de tipos celulares e por uma abundante matriz extracelular. Essa matriz é formada

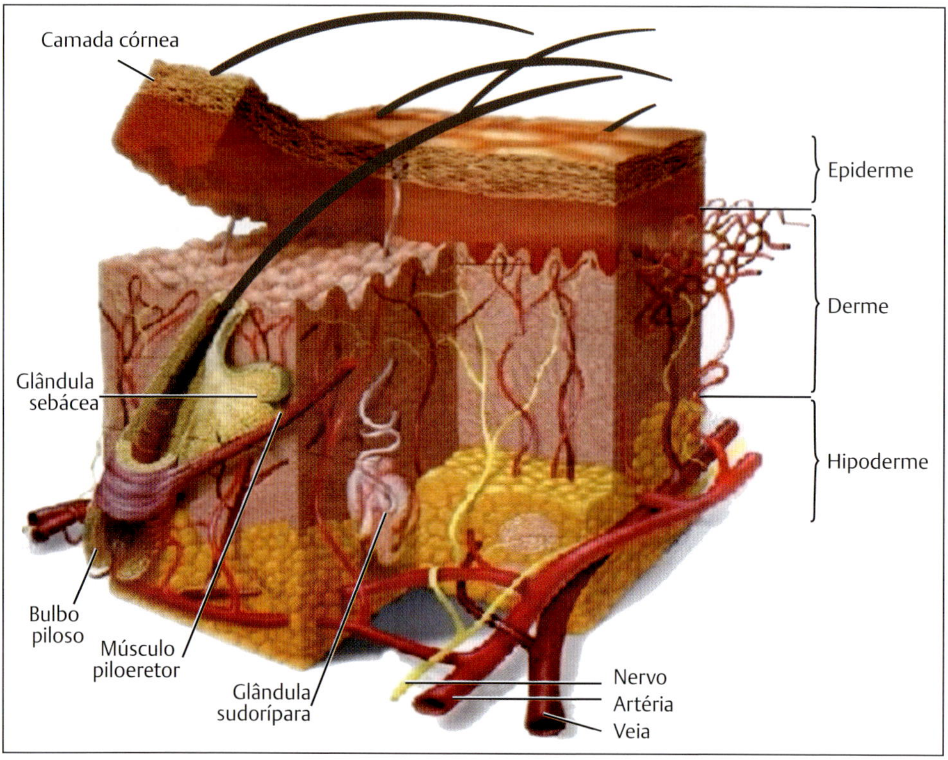

Fig. 2. Esquema simplificado de uma secção transversal da pele. Nele podemos analisar suas camadas e seus anexos. Fonte: Freinkeil e Woodley, 2001.

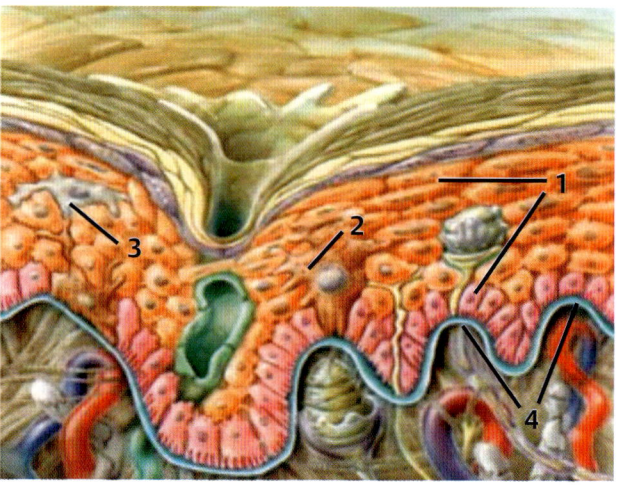

Fig. 3. Esquema simplificado de uma secção transversal da epiderme. (**1**) Queratinócitos, (**2**) Melanócito, (**3**) Célula de Langerhans, (**4**) papilas dérmicas. Fonte: Freinkeil e Woodley, 2001.

por células residentes da derme conhecidas como fibroblasto, as quais sintetizam diferentes macromoléculas que entram na constituição da matriz extracelular.[16]

Na derme, estão as artérias, as veias sanguíneas e os vasos linfáticos. As artérias e seus ramos menores, as arteríolas, provenientes do ventrículo esquerdo pela aorta, veiculam o sangue rico em oxigênio e nutrientes. Vênulas e veias asseguram o retorno dos resíduos provenientes do metabolismo celular e em partículas do dióxido de carbono. Através desses vasos, a derme recebe outros tipos celulares conhecidos como células migratórias: macrófagos, linfócitos, eosinófilos, neutrófilos, entre outras. Essas células desempenham um importante papel em eventos como infecção de microrganismos, inflamação e na cicatrização.[14,17]

A derme também conta com um sistema de inervação sensitiva e vegetativa. Nervos vegetativos inervam glândulas sudoríparas, músculo piloeretor e vasos sanguíneos e auxiliam no controle da temperatura corporal.

As inervações sensitivas da derme composta por receptores periféricos conduzem estímulos mecânicos, térmicos, químicos e dolorosos para o sistema nervoso central.[18,19]

A barreira física gerada pela pele não só protege os órgãos internos e limita a passagem de substâncias, mas também estabiliza a temperatura e a pressão sanguínea por meio de seus sistemas de circulação e evaporação. A pele é capaz de sintetizar hormônios e vitaminas, como, por exemplo, di-hidrotestosterona e vitamina D, e de metabolizar substâncias tóxicas.[17,18,20,21]

A pele também é responsável pelas sensações de toque, dor, calor e frio; isso se dá através das suas cinco terminações nervosas livres e encapsuladas, como os corpúsculos de Vater Pacini e Ruffini. Ela expressa cor em situações de raiva, ansiedade, medo, além de servir como diferenciação pessoal por sua variação individual de cor, odor e textura.[20,21]

MELANÓCITOS

Melanócitos são células fenotipicamente importantes, responsáveis pela formação da pigmentação da pele e dos pelos, contribuindo para dar cor à pele. Esse pigmento tem como função principal a proteção direta aos danos causados pela radiação ultravioleta (RUV).[9] São células dendríticas, as quais se formam no período embrionário; elas se originam da crista neural, derivadas dos melanoblastos, migrando logo para a pele após o fechamento do tubo neural. Essa migração pode ocorrer para vários lugares, sendo que os sinalizadores para os quais direcionam tal processo ainda precisam ser mais bem caracterizados.[22,23] Quando se tornam células completamente desenvolvidas, distribuem-se em diversos locais: olhos (epitélio pigmentar retiniano, íris e coroide), ouvidos (estrias vasculares), sistema nervoso central (leptomeninges), matriz dos pelos, mucosas e pele.[22,23] Na pele, estão localizadas na camada basal, a mais profunda da epiderme. Projetam seus prolongamentos, também denominados de dendritos, através da camada malpighiana, onde transferem seus melanossomas aos queratinócitos, como mostra a Figura 4.

Essa associação melanócito-queratinócito é denominada de unidade epidérmico-melânica e é constituída, nos humanos, por um melanócito e cerca de trinta e seis queratinócitos.[8,13,14] As células basais epidérmicas estão unidas às células vizinhas por estruturas específicas, denominadas desmossomas, e à membrana basal, por hemidesmossomas. Os melanócitos não estão fixos na epiderme, identificando-se apenas pequeno desnível na posição dos melanócitos, em relação ao alinhamento da camada basal, projetando-se, ligeiramente, em direção à derme, como mostram as Figuras 4 e 5.[24]

A densidade dos melanócitos varia com os diferentes locais do corpo. Há uma quantidade de dois mil ou mais melanócitos epidérmicos por milímetro quadrado (mm^2). Na pele da região da cabeça e do antebraço no restante do corpo, há cerca de mil melanócitos por mm^2, isso ocorre em todas as raças. A quantidade exata do número de melanócitos, na epiderme, parece ser mediada pelos queratinócitos e por mediadores específicos, como o fator de crescimento de fibroblastos (FGF2).[24] Conforme o ser humano envelhece, há uma diminuição brusca na quantidade de melanócitos, e nas áreas não expostas à radiação ultravioleta essa diminuição ocorre na proporção de 6 a 8% a cada década.

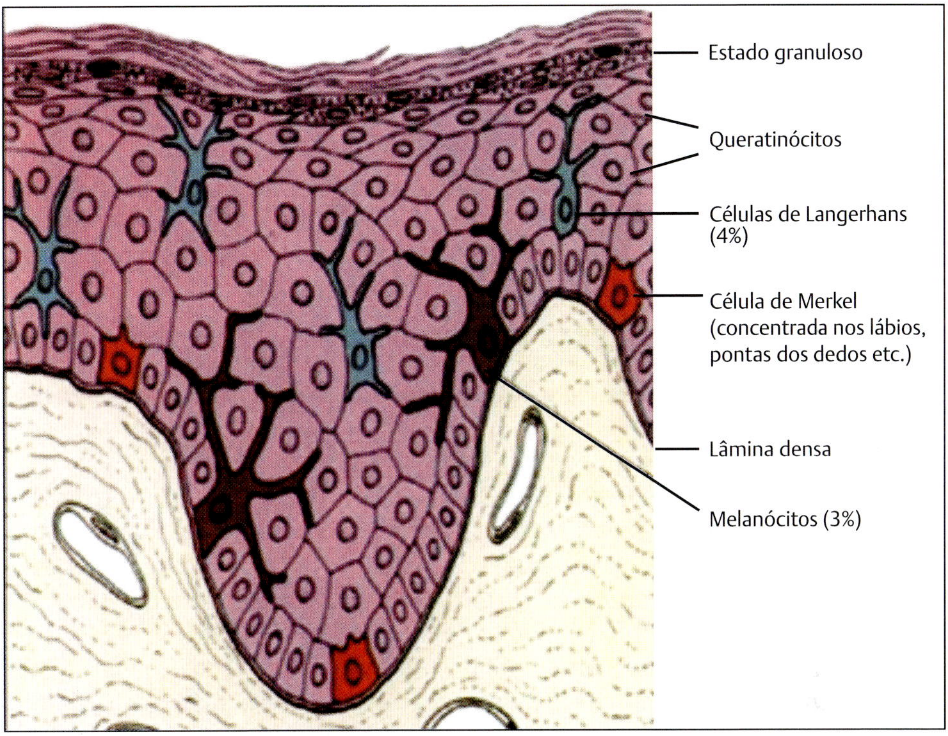

MELANÓCITOS

Estado granuloso

Queratinócitos

Células de Langerhans (4%)

Célula de Merkel (concentrada nos lábios, pontas dos dedos etc.)

Lâmina densa

Melanócitos (3%)

Fig. 4. Disposição dos melanócitos na epiderme e sua inter-relação com os queratinócitos.

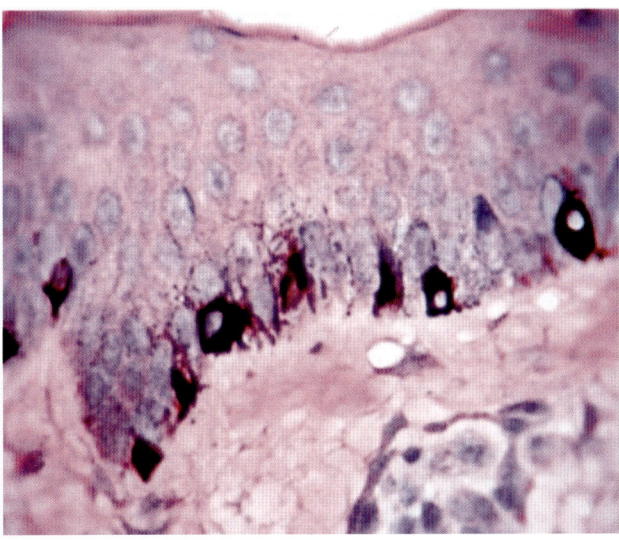

Fig. 5. Disposição dos melanócitos na epiderme demonstrando discreta projeção em relação à derme.

As diferenças raciais em relação à pigmentação não são devidas a uma marcante variação no número de melanócitos, mas sim ao seu grau de produção da cor da pele, na proporção dos subtipos de melanina (feomelanina e eumelanina), a suas distribuições e ao envolvimento de fatores ambientais, como a exposição solar, já que estimulam diretamente a síntese de melanina.[24,25] Nos melanócitos, a melanina produzida fica armazenada em estruturas intracitoplasmáticas específicas, denominadas melanossomas.

MELANOSSOMAS

Melanossomas são organelas elípticas, altamente especializadas, nas quais ocorrem a síntese e deposição de melanina, como ilustrado na Figura 6. O armazenamento de tirosinase sintetizada pelos ribossomos representa a sede dos fenômenos bioquímicos em que se origina a produção da melanina.[7] A síntese de melanina ocorre, exclusivamente, nos melanossomas, sendo dependente de vários genes.

Melanossomas desenvolvem-se em uma série de estágios morfologicamente definidos, desde estruturas despigmentadas (estágio I) até organelas listradas repletas de melanina (estágio IV).[24-26] A diferença fenotípica fundamental entre as raças mais pigmentadas e menos pigmentadas não reside na produção de melanina ou no número de melanócitos, mas, principalmente, na qualidade de seus melanossomas.[25,27,28] Os melanossomas nos indivíduos negros são maiores e mais maduros do que nos brancos e são armazenados mais como unidades do

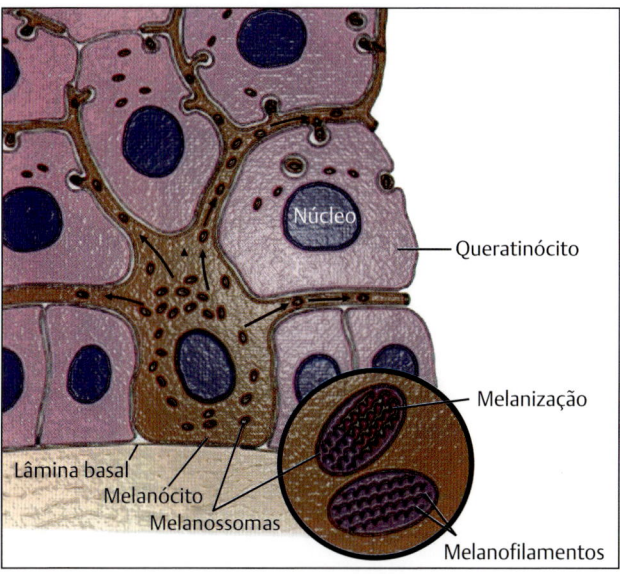

Fig. 6. Esquema de produção e distribuição de pigmento na epiderme pelos melanócitos.

que como grupamentos. Nos queratinócitos, a degradação dos melanossomas maiores é retardada, o que também contribui para os níveis mais altos de pigmentação cutânea, nesses casos.[25]

Os processos que levam a essa diferença de comportamento precisam ser mais bem elucidados. Nos melanossomas da pele normal, a melanina é extremamente densa, sendo um polímero nitrogenado, insolúvel e de alto peso molecular, formando um pigmento que, além de dar cor à pele, desempenha função protetora, filtrando e absorvendo a radiação ultravioleta (RUV). Desempenha, portanto, um importante papel fotoprotetor contra danos da RUV, como evidenciado por uma inversa correlação entre o conteúdo de melanina da pele humana e a incidência de carcinomas de pele e melanomas.[25,26]

MELANINA

A melanina é o principal pigmento biológico envolvido na pigmentação cutânea, sendo determinante nas diferenças de coloração da pele. Tal pigmento é também o principal mecanismo de defesa da pele contra a RUV, promovendo um espessamento da camada córnea na tentativa de impermeabilizar e proteger a pele e o DNA dos queratinócitos contra a radiação ultravioleta.

O processo bioquímico de produção de melanina ocorre dentro dos melanossomas, nos melanócitos. Nos melanossomas, a tirosina (um aminoácido produzido pela tireoide) sofre a ação da tirosinase (enzima que reage com a tirosina na presença de oxigênio) e forma outras substâncias: dopa e dopaquinona, dopacromos e, finalmente, o composto tirosina-melanina. O composto tirosina-melanina combina-se com proteínas, dando origem às melanoproteínas e, finalmente, à melanina, que é armazenada nos melanossomas. A melanina é composta por dois pigmentos: a eumelanina (pigmento marrom) e a feomelanina, que são compostos amarelo-avermelhados. O pH melanossômico provavelmente está envolvido no controle da atividade da tirosinase.[25,28]

A melanogênese é uma síntese bioquímica regulada por enzimas, tais como a tirosinase, e por proteínas de membrana, como a TRP1 (proteína 1 relacionada à tirosinase) e a TRP2 (proteína 2 relacionada à tirosinase), que são encontradas apenas nos eumelanossomas. Outra forma de entendermos esse processo, de acordo com Murisier e Beermann, é que ele se inicia pela cadeia enzimática e a oxidação da tirosina pela tirosinase. A partir daí, a presença de cisteína leva à formação de feomelanina, e sua ausência determina o rumo da reação para a síntese de eumelanina. A biossíntese da melanina (Fig. 7) começa com a tirosina, que é um aminoácido essencial, que sofre ação química da tirosinase, complexo enzimático cúprico-proteico; na presença de oxigênio, a tirosinase oxida a tirosina em dopa (dioxifenilalanina) e esta em dopaquinona; na ausência de cisteína (glutationa), a dopaquinona é convertida em ciclo dopa (leucodopacromo), e esta, em dopacromo. Já o dopacromo tem duas vias de deterioração, uma que forma a DHI (dopa, 5,6 di-hidroxindol), em maior proporção, e a outra, que forma DHICA (5,6 di-hidroxindol-2-ácido carboxílico) em menor quantidade. Esse processo é catalisado por uma proteína, e finalmente ocorrerá nova oxidação, formando a melanina.[27]

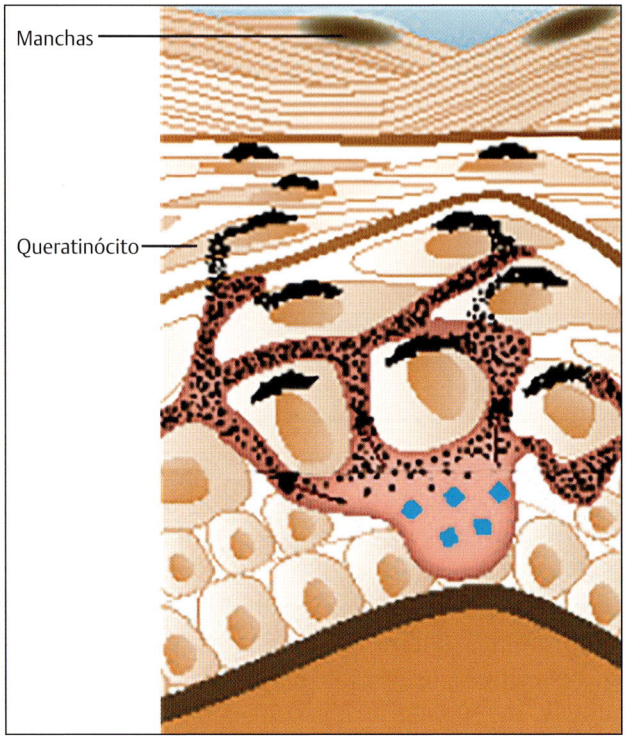

Fig. 7. Melanogênese, transferência de melanina para os ueratinócitos.

Outro autor explica esse processo de uma forma mais resumida (Fig. 8); ele relata que o seu início, já na primeira fase, ocorre com o aminoácido tirosina sendo influenciado por uma enzima tirosinase e pelo O_2, sendo assim oxidado, modificado em dopa, depois em dopaquinona. Na segunda fase, a cisteína leva à formação da feomelanina e, em seguida, à eumelanina. Por não haver mais a cisteína nesta etapa, a dopaquinona é convertida em leucodopacromo, e, em seguida, em dopacromo. Na terceira fase, o dopacromo formará duas vias de deterioração, uma que dá origem à dopa, 5,6 di-hidroxindol (DHI) em maior proporção, e a outra via forma 5,6 di-hidroxindol-2-ácido carboxílico em menor quantidade. Na quarta e última fase, ocorrerá nova oxidação para que assim se forme a melanina.[23,25,26,28-30]

Observa-se que todos os autores explicam esse processo melanogênico; uns de forma resumida e outros aprofundando um pouco mais, dando detalhes e apontando algumas substâncias que agem e potencializam o processo de formação da melanina. Independente do autor, verifica-se que todos relatam o seu início pela oxidação do aminoácido tirosina pelo oxigênio, sendo o ponto de partida para esse processo. É importante ressaltar que qualquer tratamento precisa atuar em todas essas fases para que haja o controle da produção desse pigmento.

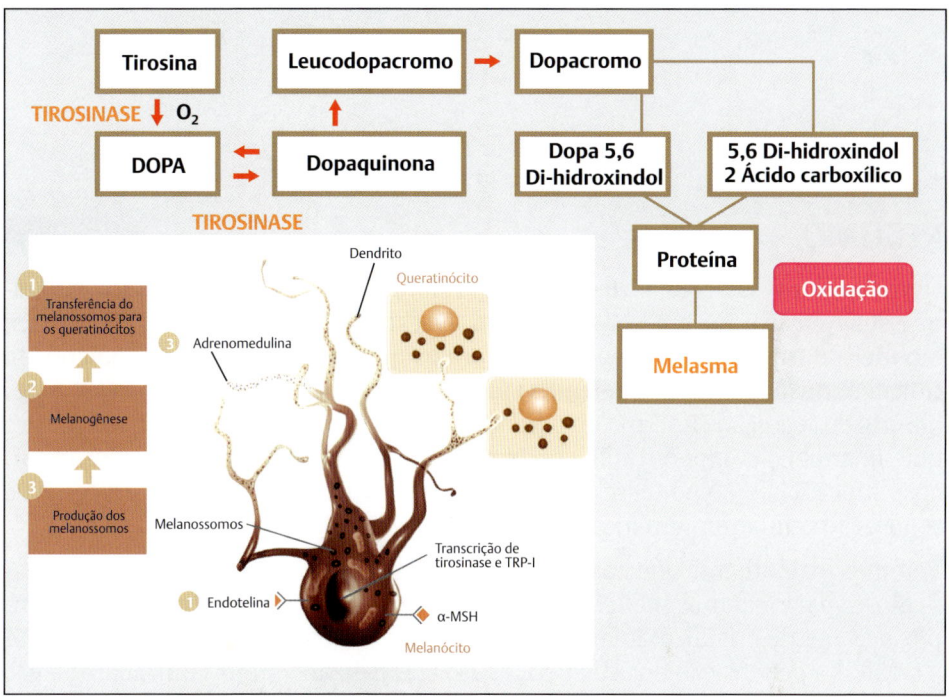

Fig. 8. Processo de formação de melanina pela oxidação do melanócito.

Muitos leigos pensam, diante de uma pele manchada, que a mancha sai com uma limpeza de pele, ou raspando-a com um *peeling* de diamante, ou até mesmo realizando-se *peelings* químicos agressivos, com a proposta de causar lesão e, no processo da descamação, eliminar a mancha. Temos que explicar e deixar bem claro que não é assim: o processo correto é a inibição dessas fases, e o clareamento ocorrerá de forma progressiva e lentamente.

RESUMO

Os melanócitos são células dendríticas (prolongamentos) que produzem melanina e sua função é dar proteção à pele em relação à radiação UV. Essas células têm o poder de transferir melanossomas para os queratinócitos, e cada melanócito transfere melanossomas (melanina) para 36 queratinócitos; esse processo é denominado secreção citócrina ou unidade epidermomelânica (UEM). Isso significa que uma mancha hipercrômica pode conter queratinócitos pigmentados (manchas superficiais); é por esse fato que, quando realizamos qualquer processo de renovação celular em um local com mancha, esta clareia por si só.

Veremos mais adiante que não utilizamos apenas o *peeling* químico ou ativos clareadores para tratar as manchas hipercrômicas, e sim técnicas como, por exemplo, *peelings* de cristal, diamante e ultrassônico, com a proposta de potencializar e facilitar a penetração dos cosméticos, do LED e da luz intensa pulsada, que vão agir na melanina já formada e depositada na superfície da pele.[30,31]

Os melanócitos têm uma excelente memória (natureza recorrente recidivante). A prova disso é a ocorrência do efeito rebote, em que há uma repigmentação ou o escurecimento da mancha tratada. Por esse motivo é muito importante orientarmos nossos pacientes no sentido de utilizarem um bom filtro solar e vitaminas antioxidantes, anti-inflamatórias e outras que evitem o efeito rebote, sendo esse uso por um período prolongado.

Outra característica importante é que os melanócitos possuem uma sensibilidade em relação a estímulos inflamatórios. Por isso, atualmente, os tratamentos estão seguindo uma característica não inflamatória porque, quanto mais inflamar, mais melanina será produzida. Essa é uma visão dermatológica mundial atual, relatada e comprovada cientificamente em vários congressos pelo mundo.

Outros fatores que influenciam na formação e no escurecimento das manchas é o uso do hormônio progesterona em forma de adesivos, injetáveis e em pílulas (anticoncepcionais). O estresse diário acaba resultando na oxidação celular (melanócito) pela ocorrência da liberação do hormônio cortisol. Em função disso, em uma anamnese, não temos que avaliar apenas a mancha, e sim o paciente como um todo: seu comportamento diário, se faz uso de medicação, qual o tipo de alimentação costumeira, se gosta de pegar sol, além do histórico familiar, entre outros fatores, que veremos mais adiante.

TIPOS DE MANCHAS ENCONTRADAS NA PELE

Melanose ou Mancha Senil[23,26,29]

Essas manchas são escuras, arredondadas e surgem com o passar dos anos no corpo em virtude da exposição prolongada ao sol. Assim, diferentemente do que muitos pensam, elas não são provocadas pela idade, e sim pela exposição ao sol ao longo dos anos. Por isso, a melanose é mais comum em pessoas mais velhas, pois depende de uma quantidade de radiação solar para aparecer. Os problemas causados pela radiação solar são cumulativos durante a vida.

Ao observar a pele das áreas pouco expostas ao sol, como axilas ou a parte interna do corpo, podemos verificar que dificilmente estas são acometidas pelas melanoses.

As melanoses solares são manchas escuras, de coloração castanha a marrom, geralmente pequeninas, mas que podem chegar a alguns centímetros de tamanho. Elas surgem apenas nas áreas que ficam muito expostas ao sol, como a face, o dorso das mãos (Fig. 9) e braços, o colo e os ombros. São mais frequentes em pessoas de pele clara.

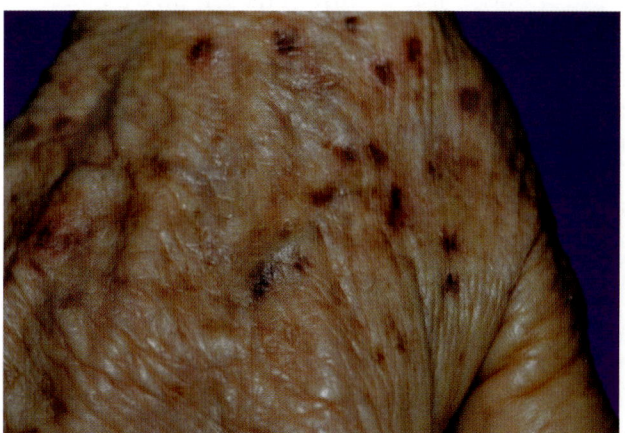

Fig. 9. Mancha senil localizada no dorso das mãos de um paciente de fototipo III.

O dano solar acumulado ao longo dos anos induz o aumento da atividade do melanócito, produzindo mais melanina e escurecendo a pele.

Efélides ou Sardas[23,30]

As efélides, popularmente chamadas de sardas, são manchas causadas pelo aumento da melanina na pele. Existe uma tendência familiar, e surgem, principalmente, nas pessoas de pele clara (fototipos I, II e III). São causadas pela exposição continuada da pele ao sol e tendem a escurecer mais durante o verão.

As sardas localizam-se, principalmente, nos locais da pele mais atingidos por queimaduras solares, como ombros, colo e face (Fig. 10). São manchas arredondadas ou geométricas de cor castanha ou marrom. Quanto mais essas áreas ficarem expostas ao sol, mais acentuadas e evidentes as sardas ficarão.

Melasmas[30]

Normalmente, surgem após a gravidez, com o uso de pílulas anticoncepcionais ou a exposição ao sol. Ocorrem com maior probabilidade na região das maçãs do rosto, no buço e na testa (Fig. 11). Podem aparecer em outros locais, como colo e braços, mas são casos mais raros. Em geral, surgem pela combinação de gestação ou uso de pílula com a exposição solar.

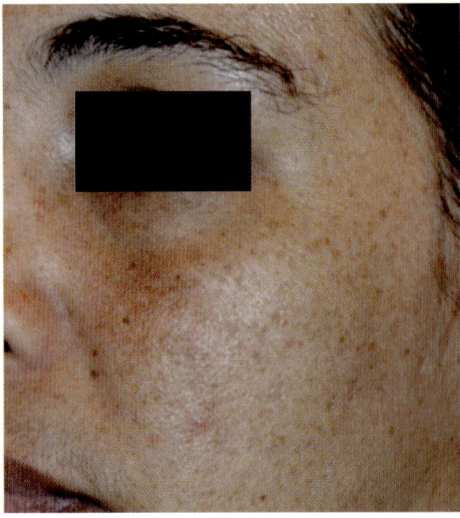

Fig. 10. Sinais das efélides na região da face.

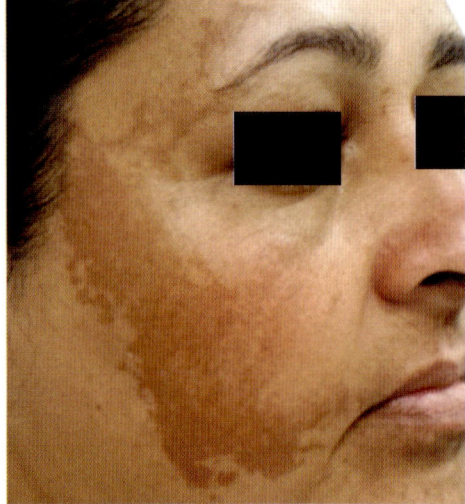

Fig. 11. Presença do melasma misto na região da face.

Manchas Pós-Inflamatórias[23,25,26,29,30]

Esses tipos de manchas são um problema frequentemente encontrado e representam uma sequela de diversos processos que afetam a pele, como doenças, feridas ou procedimentos terapêuticos, entre eles: infecções, reações alérgicas, traumas físicos, queimaduras ou doenças inflamatórias, como o lúpus ou o líquen plano (Figs. 12 e 13).

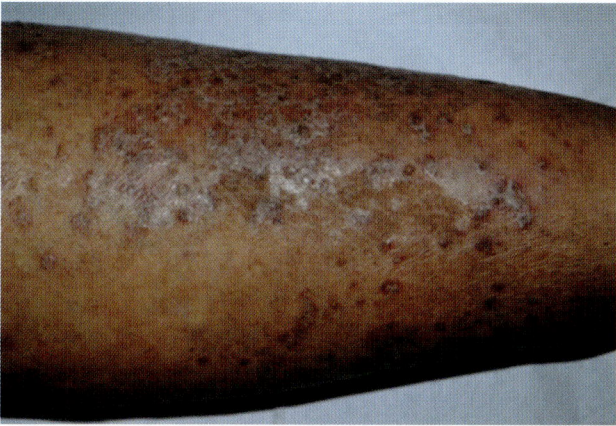

Fig. 12. Manchas hipercrômicas pós-lúpus.

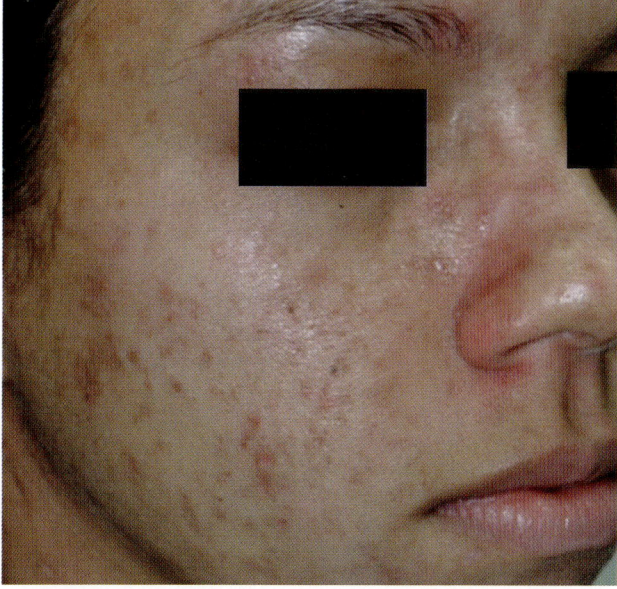

Fig. 13. Manchas pós-acne na região da face.

O escurecimento da pele é decorrente do processo inflamatório, que altera a atividade dos melanócitos, os quais, como visto anteriormente, aumentam a produção da melanina e a sua distribuição para as células da epiderme através dos seus prolongamentos. Também pode ocorrer quando há uma lesão mais profunda que cause uma inflamação na derme, estimulando assim depósito de melanina na epiderme. Este tipo de mancha é mais comum em adolescentes e adultos com acne, sendo também chamado de mancha pós-acne. No início, a lesão fica avermelhada; caso não seja feito algo para cessar esse processo, surgem as manchas de cor marrom-escura.

Ceratose Seborreica[23,26,29,30]

Ceratoses seborreicas são lesões (tumores) epiteliais benignas que deixam o local com aspecto áspero, escuro ou esbranquiçado (Fig. 14). Mais comumente ocorrem na face, no couro cabeludo, nos membros e no tórax. Muitos pacientes as confundem com verrugas, porém o quadro é benigno e só traz incômodo estético. Seu diagnóstico usualmente é fácil pelo exame clínico e dermatoscópico. Em algumas situações, podem simular lesões malignas, em especial o melanoma. Para esse caso, o mais indicado é a retirada com bisturi ou *laser* de alta potência. Por esse motivo, o ideal é a indicação médica dermatológica.

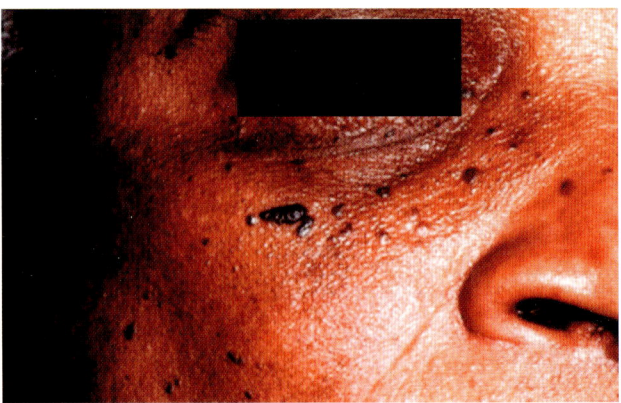

Fig. 14. Ceratoses na região da face.

CLASSIFICAÇÃO DAS MANCHAS[23,25,26,29,30]

As manchas são classificadas de duas formas: manchas superficiais, localizadas na epiderme superficial; e manchas profundas, localizadas nas regiões mais profundas da epiderme. Há uma dúvida em relação a isso pelo fato de os melanócitos estarem localizados na camada basal da epiderme, camada essa que faz a junção da epiderme com a derme superficial.

Como podem surgir manchas na superfície da pele? Isso se dá pelas células fagocitárias localizadas na epiderme denominadas melanófagos. Essas células são macrófagos específicos e responsáveis por fagocitar melanina e levá-la até a derme. Exemplo disso é quando uma pessoa se expõe ao sol mesmo com filtro solar, e ocorre o bronzeado, e, em alguns dias esse bronzeado vai clareando. Por esse motivo as manchas superficiais são mais fáceis de tratar. Nesse caso, ocorre a contribuição dos melanófagos, ao absorverem a melanina depositada na superfície, levando-a ao melanócito. Já as manchas profundas são mais complicadas de tratar, pois a região onde reside o melanócito é entre a derme e a epiderme.

COMO ANALISAR AS MANCHAS

Algumas dessas manchas podem ser analisadas e observadas a olho nu. Já no caso das manchas mais profundas, não há essa possibilidade sem a análise prévia com a lâmpada de Wood (Fig. 15), que emite uma luminosidade de cor violeta na pele, fornecendo um parâmetro para esse problema. Além de conseguirmos analisar as manchas profundas, essa lâmpada nos possibilita também verificar outras imperfeições na pele, como, por exemplo, desidratação, acúmulo de bactérias, oleosidade excessiva, hiperceratose, entre outros.

Hoje existem no mercado vários modelos de equipamentos com essa lâmpada acoplada, para a análise do tipo de mancha que o paciente possa ter. Funciona da

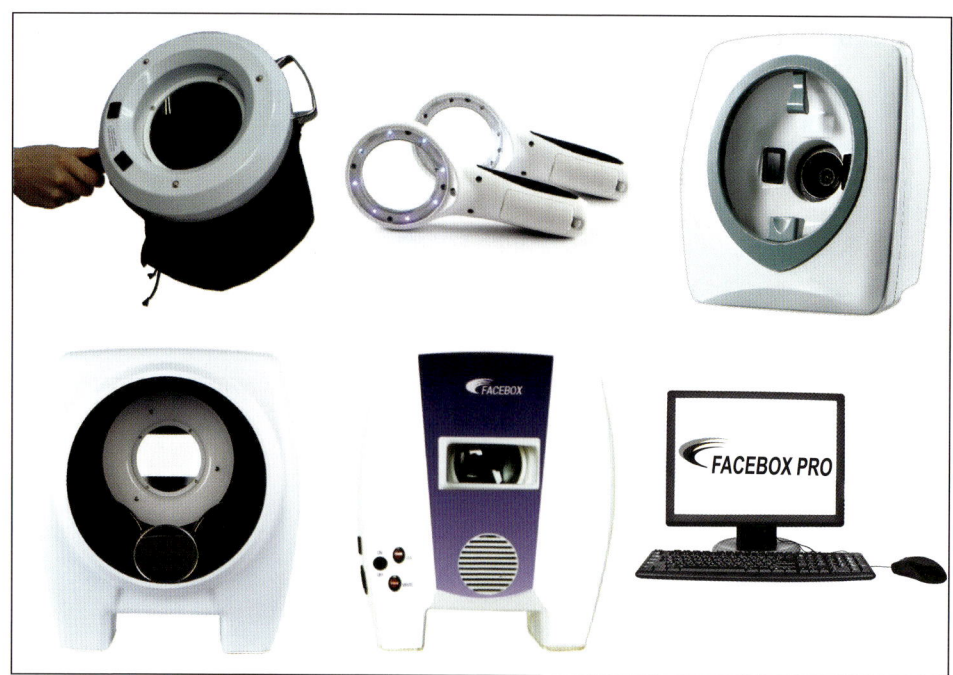

Fig. 15. Aparelhos para análise da pele com a lâmpada de Wood.

seguinte forma: a pele manchada é exposta à luminosidade; notam-se manchas mais escurecidas, não vistas a olho nu, sendo estas classificadas como mais profundas; e as mais claras, que, na maioria dos casos, chegam a ser imperceptíveis, são classificadas como mais superficiais. Existem casos em que observamos manchas claras e escuras, sendo classificadas como manchas mistas; são manchas epidérmicas superficiais e profundas (Fig. 16). Vale ressaltar que a análise da pele tem de ser feita com a pele livre de maquiagens e protetor solar. O ideal é que a pele esteja suja; não se deve lavá-la minutos antes da avaliação.

Outras formas de entendermos o comportamento da pele em relação à lâmpada de Wood é a coloração apresentada, ou melhor, analisada em uma anamnese. De acordo com pesquisas literárias, verifiquei que, quando a pele é exposta a essa lâmpada, apresenta-se com várias tonalidades. Veja as características a seguir (Figs. 17, 18, 19 e 20):

- *Roxo-escura ou esbranquiçada:* significa que a pele está com filtro solar ou muita maquiagem.
- *Azul:* toda normal e saudável.
- *Roxo: fluorescente:* desidratada.
- *Branca:* muito grossa e excesso de células mortas.
- *Laranja:* excesso de oleosidade e seborreia; também identifica a presença de bactéria, inflamação.

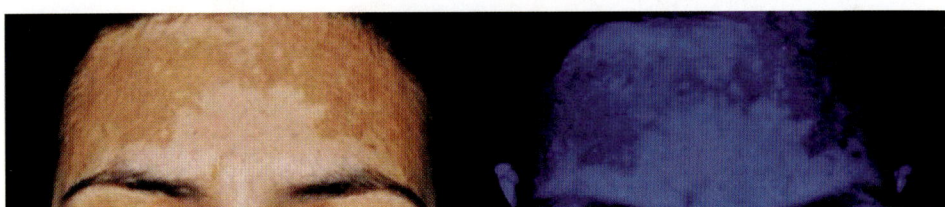

Fig. 16. Análise da pele com a lâmpada de Wood. Notam-se manchas mistas, tanto na derme quanto na epiderme.

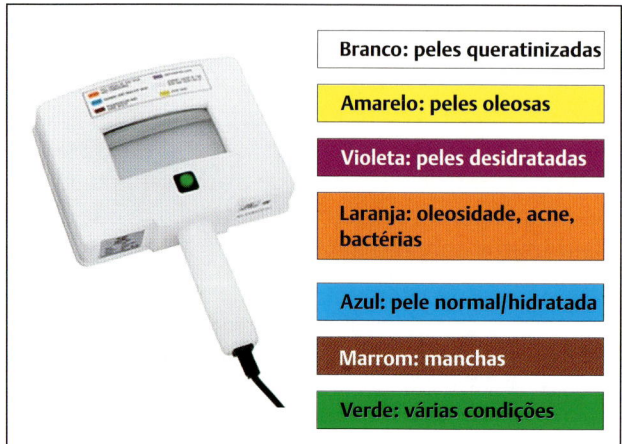

Branco: peles queratinizadas
Amarelo: peles oleosas
Violeta: peles desidratadas
Laranja: oleosidade, acne, bactérias
Azul: pele normal/hidratada
Marrom: manchas
Verde: várias condições

Fig. 17. Modelo de aparelho com lâmpada de Wood.

Relevo no Wood
Ausência de oleosidade
Perda da integridade estrutural
Porfiria
Condição vascular no Wood
Dano solar
Pele com escamas
Demonstração da proteção solar

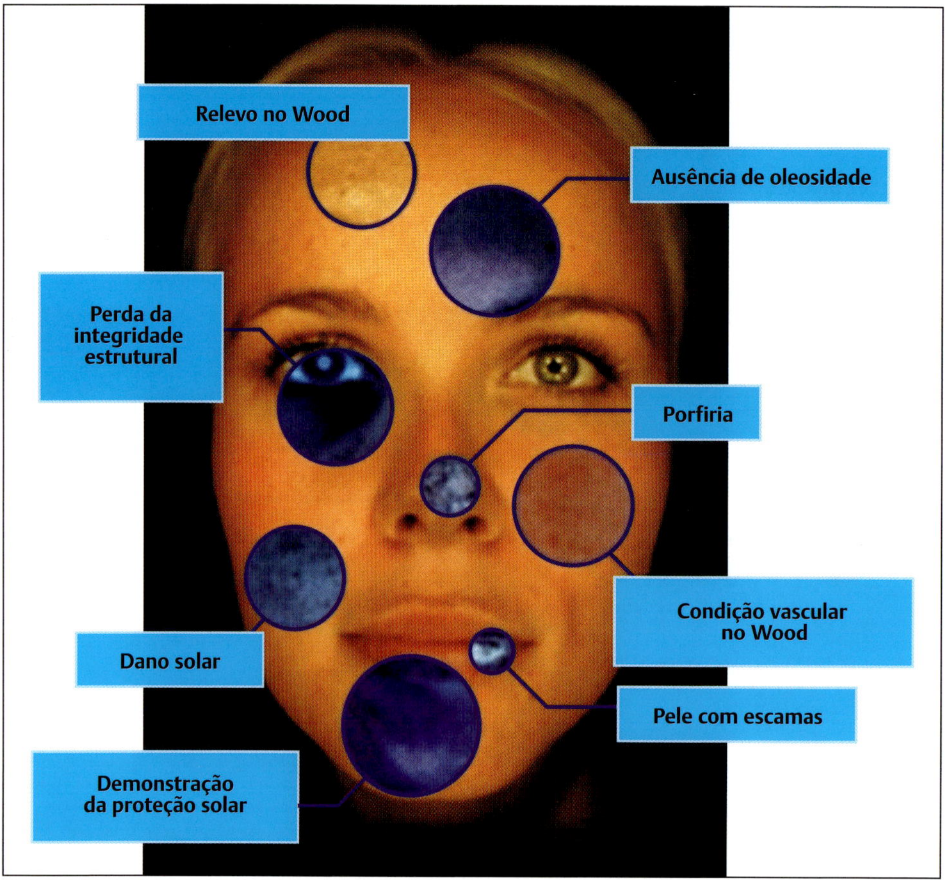

Fig. 18. Análise da pele com lâmpada de Wood.

COMO ANALISAR AS MANCHAS

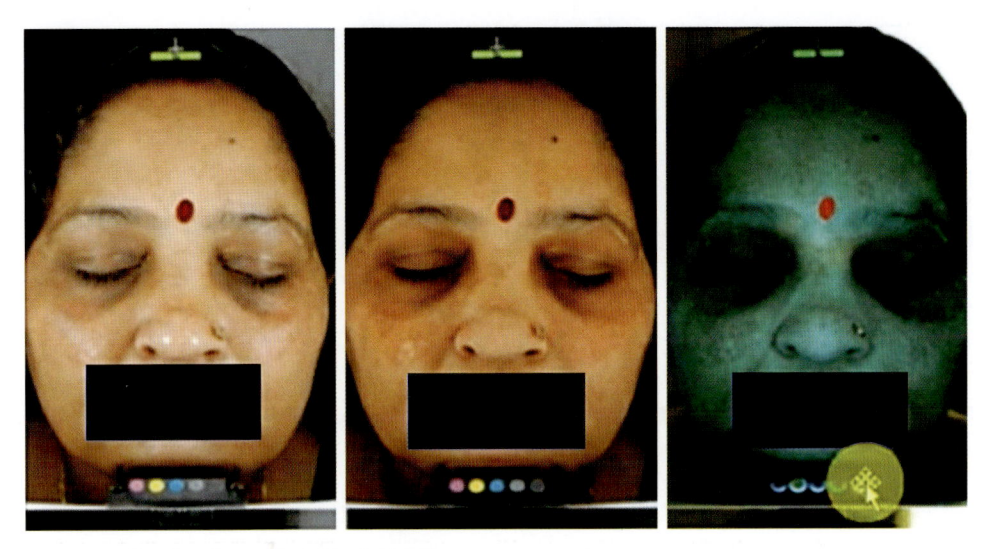

Fig. 19. Análise da pele com lâmpada de Wood.

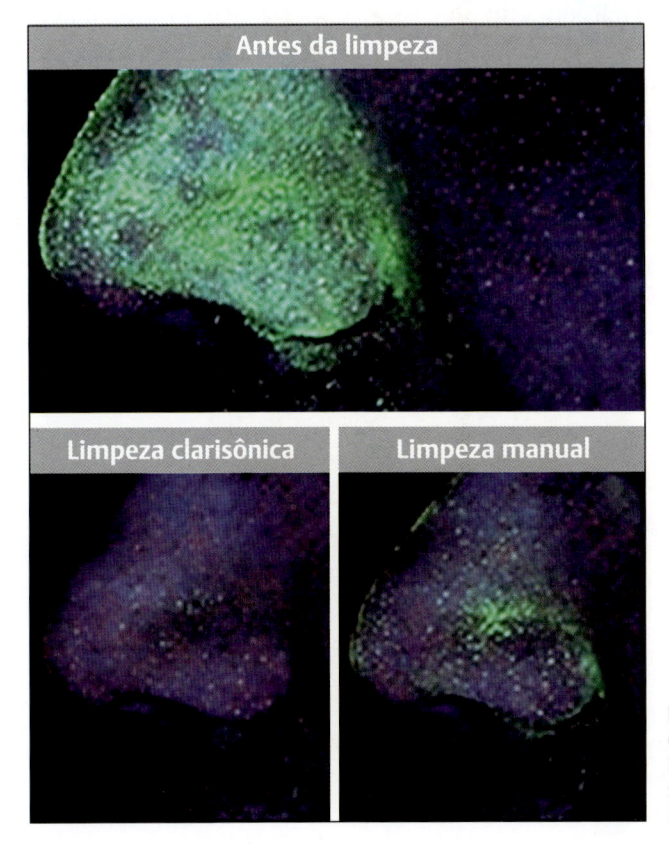

Fig. 20. Análise da pele com lâmpada de Wood. Pontos iluminados sinalizam a presença de bactéria e oleosidade.

TÉCNICAS ASSOCIADAS PARA O TRATAMENTO DO MELASMA

Peeling Ultrassônico

É uma técnica que visa promover a renovação celular da pele por meio da microabrasão e da retirada das camadas mais superficiais da pele. Existem diversos tipos de *peeling*, cada um deles adequado a um tipo de problema. O *peeling* ultrassônico (Fig. 21), por exemplo, é um desses novos tipos e está revolucionando os tratamentos cosméticos. A grande vantagem do *peeling* ultrassônico é que ele não promove a descamação da pele, nem a vermelhidão que fica depois da aplicação de outros tipos de *peeling*. Essa ausência de escamação e vermelhidão deixa o paciente mais confortável, sem que precise esconder a face durante o período de recuperação.[32]

A aplicação do *peeling* se dá por meio de uma corrente ultrassônica, que, ao entrar em contato com a pele, realiza uma limpeza profunda e elimina as células mortas, o que promove a renovação celular e também a produção de elastina e colágeno.[32,33]

A técnica é indolor e não agride tanto a pele quanto outras técnicas, por isso a pele reage melhor ao tratamento, e potencializa a ação de produtos nutritivos e hidratantes. Por ser um tratamento não agressivo, evita estímulo para a formação ou o escurecimento das manchas escuras (melasma). Esta técnica

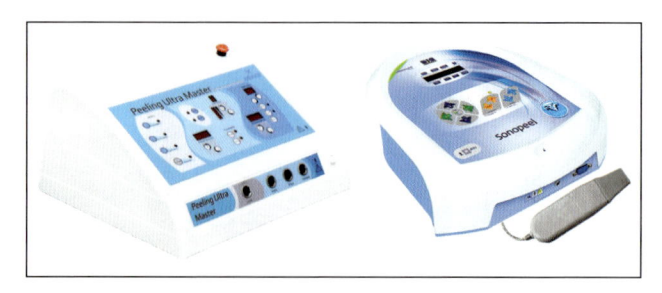

Fig. 21. Aparelhos de *peeling* ultrassônico das empresas Ibramed e Advice.

também favorece o efeito dos cosméticos e de outras técnicas utilizadas, como, por exemplo, o LED.

Peeling de Cristal

Este *peeling* é feito com equipamento que possui uma ponteira; quando esta é aplicada sobre a pele, libera e aspira partículas chamadas de cristais (óxido de alumínio) pelo próprio equipamento a vácuo (Fig. 22). Ele é recomendado para todos os tipos de pele; a intensidade da aplicação depende da análise prévia do quadro clínico apresentado pelo paciente. O *peeling* de cristal realizado de forma intensa causa desconforto, uma leve queimação, provocando vermelhidões na pele e até mesmo sangramento. Esta técnica causa uma lesão controlada pelo profissional, que regula o equipamento para a necessidade da terapia. A lesão pode acometer desde as camadas muito superficiais até as camadas mais profundas da derme.

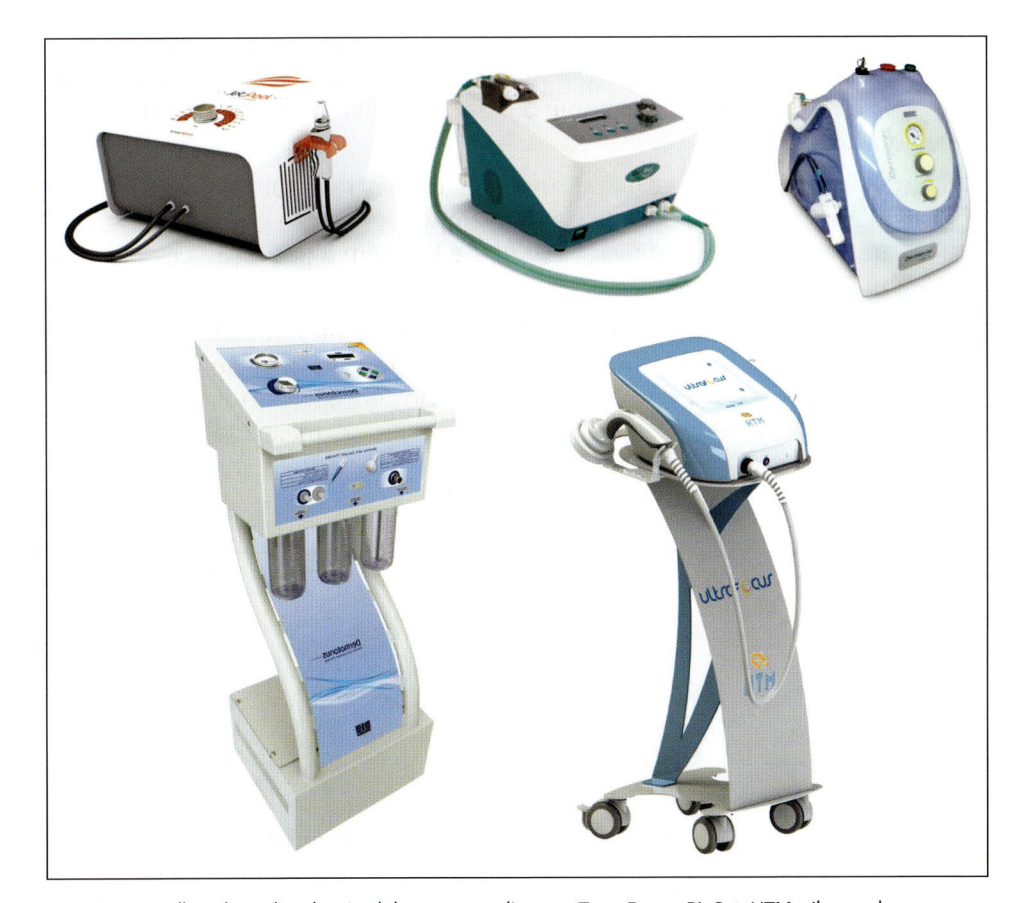

Fig. 22. Aparelhos de *peeling* de cristal de empresas diversas: Tone Derm, BioSet, HTM e Ibramed.

No caso de *peeling* de cristal associado ao tratamento do melasma, o profissional precisa cautela em relação à regulagem do aparelho, havendo a necessidade apenas da remoção das camadas mais superficiais da epiderme sem a ocorrência de processo inflamatório local.

Peeling de Diamante

É uma técnica que proporciona renovação celular, devolvendo a elasticidade da pele, e auxilia na melhora das manchas. Se regulado de forma correta, torna-se menos agressivo que alguns *peelings* químicos. O método consiste em uma microdermoabrasão superficial, na qual é usada uma ponteira de diamante que desliza sobre a pele, promovendo uma esfoliação (Fig. 23). O principal objetivo é reorganizar a superfície da pele, reduzindo as rugas finas e diminuindo os poros que estão dilatados. O tratamento age de maneira suave e progressiva, pode ser usado em todos os tipos de pele, inclusive em peles morenas e também bronzeadas.

No caso de utilização de *peeling* de diamante associado ao tratamento do melasma, o profissional deve ter cautela em relação à regulagem do aparelho, tendo a necessidade apenas de remoção das camadas mais superficiais da epiderme sem a ocorrência de processo inflamatório local.

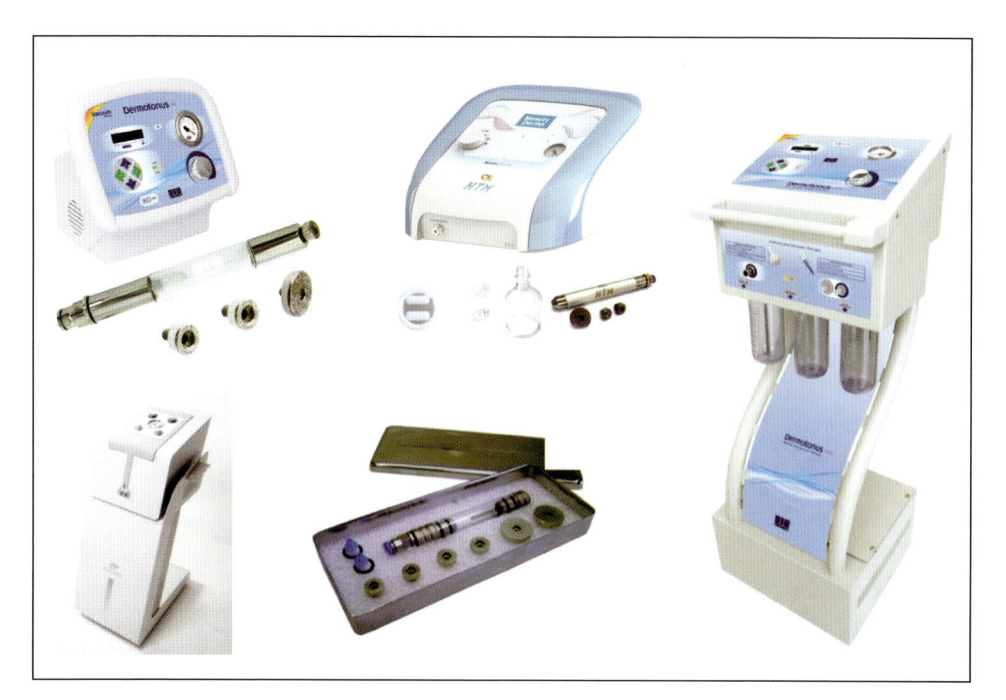

Fig. 23. Aparelhos de *peeling* de diamante.

LED – Terapia de Fotobiomodulação[34,37]

A ação do LED se dá através da estimulação direta e intracelular, especificamente nas mitocôndrias, reorganizando as células e estimulando outros resultados no chamado efeito de fotobiomodulação.[34] O LED azul tem comprimento de onda de 405 nm (azul) e possui efeito hidratante, que pode ser utilizado para tratamentos de hiperpigmentação orbicular vascular (Fig. 24).

A terapia com a utilização de luz é bastante antiga e empregada desde a pré-história, em que o efeito curativo da luz era considerado mitológico e sobrenatural. Na Grécia antiga, Apolo era considerado o Deus da luz. Com a evolução da ciência e tecnologia, passamos a entender como a radiação luminosa interage com a matéria. O mecanismo de terapia por intermédio da luz é chamado de fototerapia. Necessita da absorção de um comprimento de onda específico por uma molécula fotorreceptora, a qual pode ser produzida e sintetizada de forma endógena e aplicada de forma exógena ao receptor nos tecidos celulares.

A irradiação no fotorreceptor gera uma cascata de respostas das células que resulta em modulação da função celular, proliferação e reparo de células comprometidas. O termo que descreve esse processo de "potencialização da função celular" é fotobiomodulação.[37]

O mecanismo de ação da fototerapia em questão necessita da seleção de um comprimento de onda adequado a fim de estimular a mitocôndria a produzir mais ATP (energia). A célula, por sua vez, com mais energia, irá acelerar a troca de nutrientes como também a eliminação de toxinas do organismo de forma mais eficaz.[38]

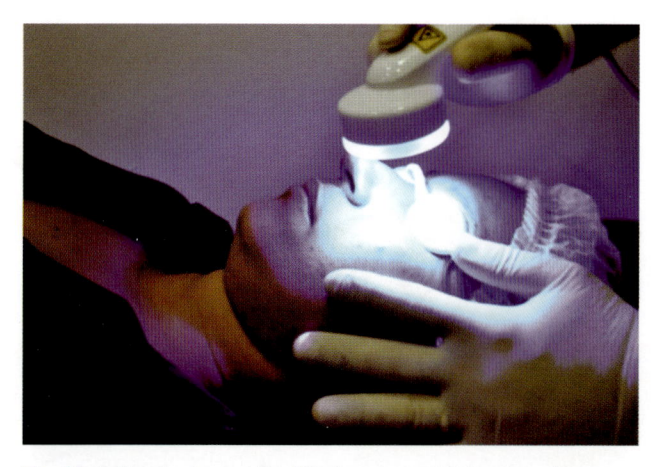

Fig. 24. Aplicação do aparelho LED da empresa HTM após *peeling* ultrassônico.

Funções dos Comprimentos de Onda - Cores

De acordo com a luminosidade, cada cor tem seu comprimento: quando menor, mais superficial será a terapêutica. De acordo com a Figura 25, nota-se a profundidade da terapêutica em relação ao comprimento ilustrado.

- *Luz violeta (380-450 nm):* alcança somente a epiderme, tendo função bactericida, fungicida e hidratante.
- *Luz azul (450-495 nm):* alcança somente a epiderme, tendo função bactericida, fungicida e hidratante.
- *Luz verde (495-570 nm):* alcança toda a epiderme e a derme superficial, tendo função clareadora e rejuvenescedora.
- *Luz amarela e laranja (570-600 nm e 600-650 nm):* atuam na derme, tendo função clareadora e rejuvenescedora.
- *Luz vermelha (650-950 nm):* atua na derme como ativadora de fibroblastos e células de reorganização e firmeza da pele, além de inibir enzimas como colagenase e elastinase.

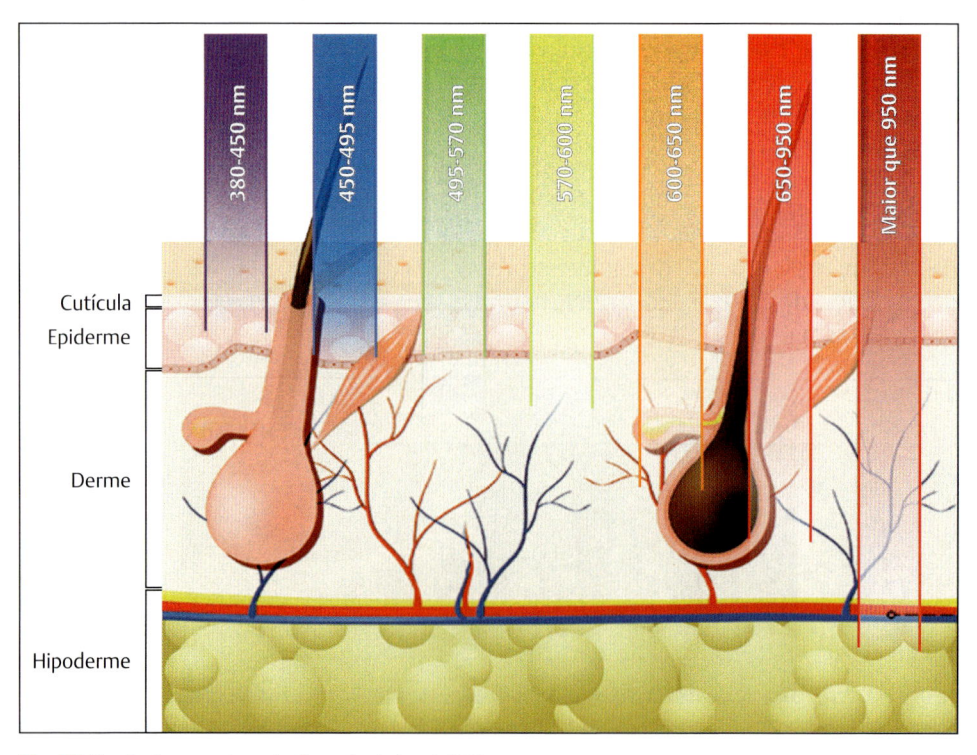

Fig. 25. Escala de comprimento de onda da luz de LED.

- *Luz infravermelha (maior que 950 nm):* age desde a derme profunda até a camada muscular induzindo a ativação dos fibroblastos, a degranulação de mastócitos (ação anti-inflamatória) e a analgesia temporária.

Cada célula tem um receptor específico, o citocromo, que recebe e sintetiza a luz irradiada (Fig. 26). Sendo assim, cada comprimento de onda (cor) desencadeará uma cascata de reações celulares diferente, conforme a profundidade que essa cor atingir, ou seja, dependendo da camada da pele que a luz alcançar, atingirá uma célula diferente e produzirá efeitos específicos.[36]

A terapia fotodinâmica (TFD, ou PDT-Photodynamic therapy) é um tipo de fototerapia na qual são usados equipamentos (Figs. 27 e 28) associados ou não a substâncias fotossensibilizantes. Estas, ao entrarem em contato com o comprimento de onda adequado, produzem, na mitocôndria, uma substância fluorescente citotóxica (porfirina exógena Pp IX), o que causa a destruição dessas células, promovendo intensa reparação tecidual.[35,37]

Esse tipo de terapia começou a ser usado na Dermatologia, no Brasil, em 2006 para tratamento de câncer de pele (que não os melanomas) e ceratose actínica.

Tem indicação também para otimizar os procedimentos estéticos, como manchas (melanoses solares, melasmas e outras), pequenas rugas e sequelas de acne.[37]

Utiliza o mesmo mecanismo de ação, ou seja, um princípio ativo fotossensibilizante é aplicado no local desejado e, em seguida, é feita a irradiação dos LEDs. Os cosméticos mais utilizados para essa técnica são os *peelings* enzimáticos (superficiais), por exemplo, polifenóis de romã e ácido lipoico (abóbora).[36]

Indicações[37]

Fotorrejuvenescimento, linhas de expressão, acne, *alopecia areata*, alopecia androgenética, dermatite seborreica, psoríase, pós-operatórios, pós-lasers ablativos e melasma.

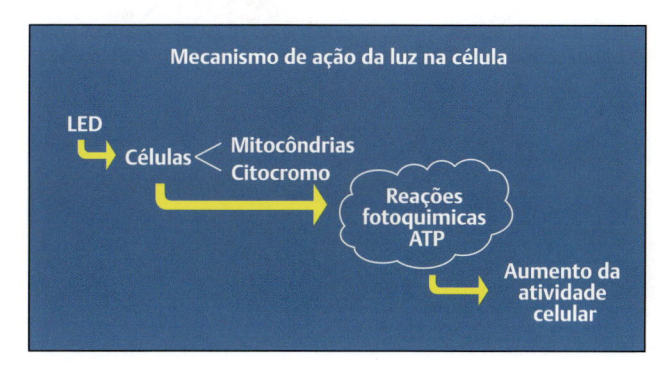

Fig. 26. Mecanismo de ação da luz na célula.

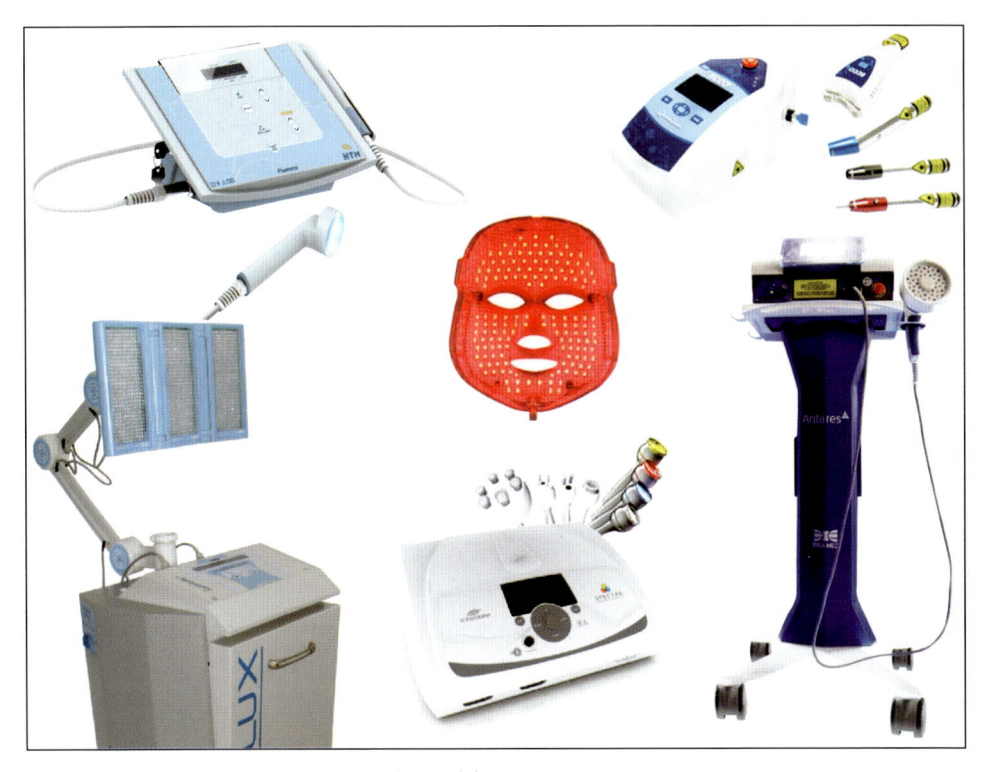

Fig. 27. Aparelhos para tratamento de fotobiomodulação.

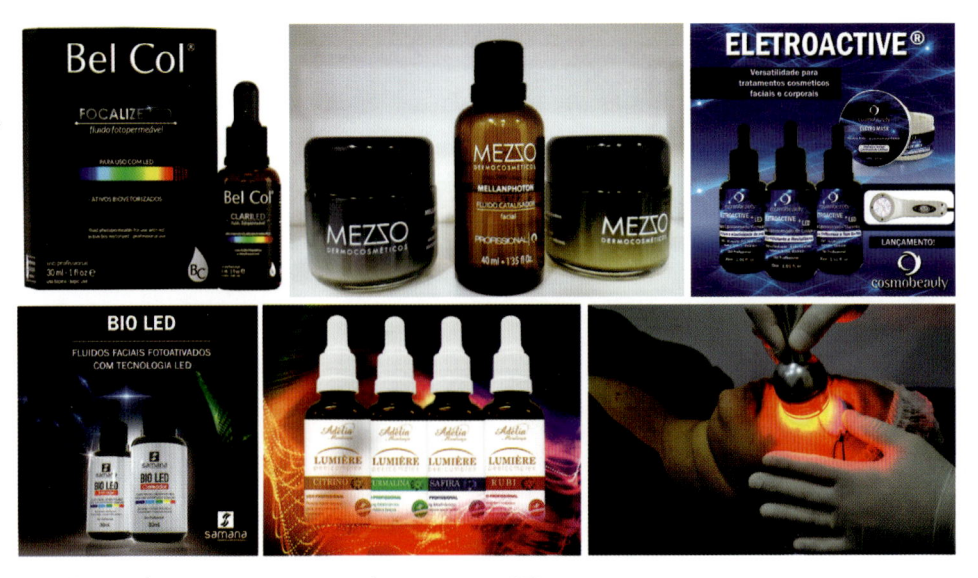

Fig. 28. Cosméticos existentes no mercado para uso com LEDs.

Contraindicações[37]
Neoplasias em atividade, hipersensibilidade cutânea e epilepsia (modo pulsado).

Sensações do Paciente Durante a Aplicação
Branda sensação de calor, claridade (luz vermelha) e ardência leve a moderada.[36]

LUZ INTENSA PULSADA

A luz sempre foi sinônimo de calor, energia e vida. No início do século XX, estudiosos como Plank, Kant e Einstein elaboraram leis da física, comprovando a realidade da luz e sua energia. Goldman (1963) desenvolveu a luz intensa pulsada (LIP) a partir da teoria da fototermólise seletiva desenvolvida por Anderson (1983), sendo assim criado o primeiro aparelho de luz intensa pulsada. Nela, encontra-se uma fonte de emissão de radiação eletromagnética que emite um amplo espectro de comprimento de onda, do ínicio do UV (< 100 nm) até o fim do IV (> 20.000 nm).[38]

Muitas das pessoas e profissionais, hoje em dia, confundem a luz intensa pulsada com o *laser*, mas há diferenças, por apresentar características de luz policromática, incoerente e não colimada, e apresenta efeitos diversos sobre os tecidos como o fototérmico, fotoquímico e fototermólise seletiva.[39] Hoje em dia, os equipamentos de luz intensa pulsada vêm sendo muito utilizados em clínicas e consultórios e também vêm apresentando aplicações com resultados fundamentados de cunho científico, tendo, entre os tratamentos, além da epilação, o aumento da pigmentação da pele.[39] Hoje, sabemos que estes aparelhos, representam um grande avanço tecnológico no tratamento coadjuvante de algumas alterações da pele, como, por exemplo, as melanoses (melasma). Existem, no Brasil, vários modelos de aparelhos com registro na Anvisa (Fig. 29), que são seguros, confortáveis, em relação a sensibilidade dolorosa, e com bons resultados.

A luz intensa pulsada, vai agir em níveis diferentes da pele, sendo na camada superficial e ou profunda. Na superfície da pele, atua na pigmentação excessiva, reduzindo significativamente as melanoses solares e os melasmas.[40] Essas melanoses caracterizam-se por doença pré-maligna que ocorre por exposição excessiva ao sol ao longo da vida. Geralmente sua localização é sobre o dorso das mãos, face e partes externas dos antebraços. Já as manchas senis são partículas de pigmentos que se concentram em uma região, localizando-se na superfície da pele (queratinócitos), nas áreas mais expostas a radiação ultravioleta. Em toda minha vivência clínica, verifiquei que a ação da luz intensa pulsada no clareamento dessas manchas vem despertando interesse dos colegas de profissão pela garantia e eficácia. Hoje em dia, nota-se que os equipamentos estão a cada vez melhores com tecnologias mais avançadas e mais segura a aplicação.

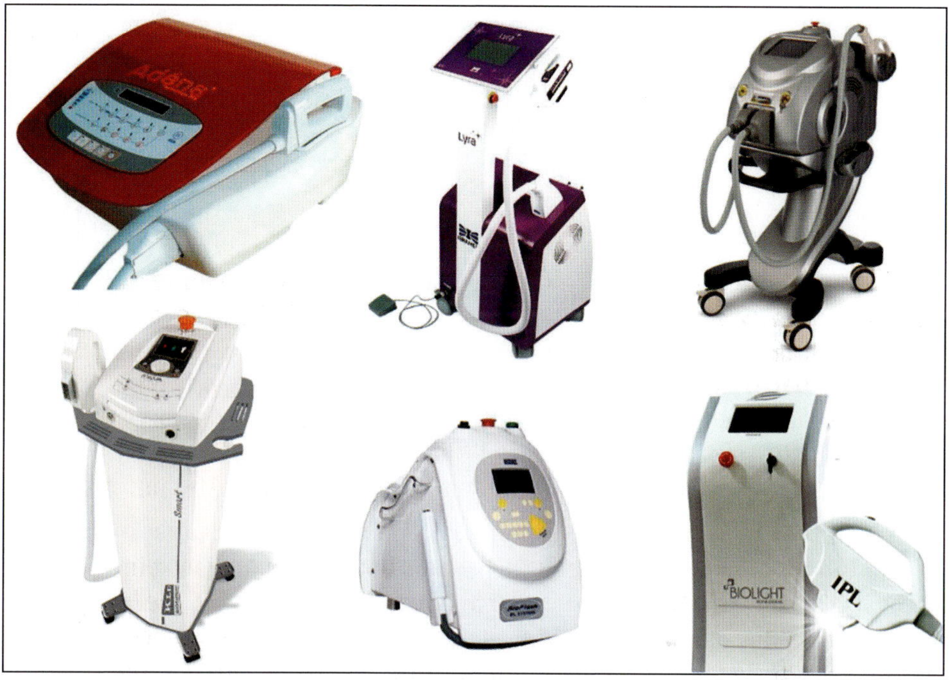

Fig. 29. Aparelhos para a aplicação de luz intensa pulsada.

A luz intensa pulsada (LIP) emite luz não coerente com comprimento de onda entre 500 a 1.200 nm. Há necessidade da utilização das lentes, chamadas também de filtros de corte (Fig. 30) com a proposta de eliminar comprimentos de onda mais curtos e aumentar a penetração dérmica, isso de acordo com cada caso.[41] Essa LIP emite uma luz de faixa ampla (desde 515 a 1.200 nm) e seus pulsos que podem ser variados, simples, duplos ou triplos, de duração variável (2-20 ms).[42]

A luz é emitida em pulsos únicos, duplos ou triplos com 2 a 25 milissegundos cada, e intervalos entre os pulsos variando de 10 a 500 milissegundos.[41] Conforme Agne, a luz intensa pulsada (LIP) é aquela que emite um comprimento de pulso simples, duplos ou triplos, e que, mediante aplicação de série de filtros, dá lugar a vários espectros de emissão. A luz intensa pulsada possui lentes que, de acordo com o comprimento das ondas desejadas, podem variar de 500 nm e 1.100 nm e a escolha dos filtros vai determinar a afinidade pela melanina.[43] A emissão de luz intensa pulsada por determinados aparelhos produz um feixe de luz não coerente, cujo espectro de radiação abrange vários comprimentos de onda simultaneamente.[44] Segundo Agne, a luz intensa pulsada (LIP) consiste na utilização de lâmpadas que emite dentro de um amplo espectro de luz não coerente no espectro visível e infravermelho, utilizado de maneira eficaz para variedade de disfunções pigmentadas. Luz intensa pulsada é um aparelho de luz que age sobre o pigmento.

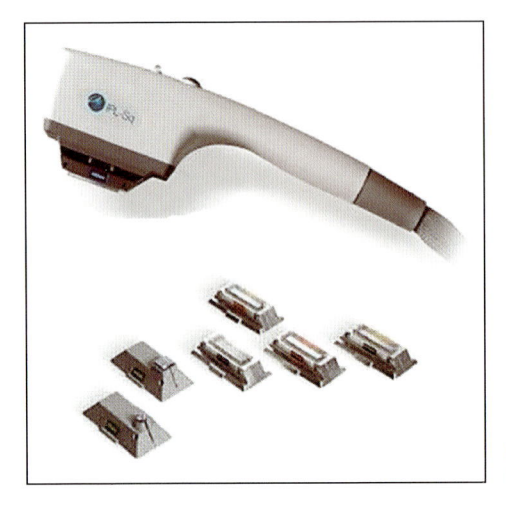

Fig. 30. Manopla do aparelho de IPL com vários filtros de corte.

Uma emissão de pulsos de luz, disparados contra a pele, faz clarear o pigmento local.[45] Após a aplicação, nota-se um tom mais escuro da mancha e com aspecto de microqueimadura (Fig. 31).

A quantidade de energia liberada sobre uma área, é chamada de fluência expressa em J/cm^2. Quanto maior a fluência, mais rápido será o aumento de temperatura no tecido e, consequentemente, a intensidade do efeito desejado.[39] A luz intensa pulsada usa uma fonte de luz filtrada, a qual é utilizada para alcançar seletivamente os elementos pigmentados da pele.[42] A LIP tem como característica ser uma luz policromática tendo vários comprimentos de onda. Essa luz policromática é caracterizada por várias cores do azul até o infravermelho.[38] Para AGNE,[38] "As principais cores emitidas são o amarelo, verde e vermelho, além do infravermelho, sendo que, cada lâmpada, a LIP terá um predomínio de uma dessas cores, assim caracterizando suas propriedades de estimulação celular seletiva. Todas as luzes agem juntas, porém as luzes azuis e verdes vão agir na superfície, camada onde há depósito de pigmento.[38]

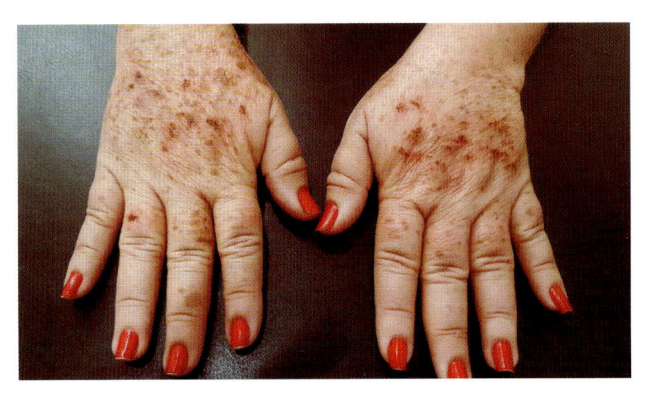

Fig. 31. Aspecto de microqueimadura após a aplicação da luz intensa pulsada.

Todas as LIPs trabalham na zona de maior absorção dos dois cromóforos mais importantes no tratamento das patologias da pele. Essa zona vai de 400 nm até 1.200 nm.[38] Os cromóforos os mais importantes, são melanina e oxi-hemoglobina, agem até 1.100/1.200 nm, então os construtores da LIP colocaram um filtro para eliminar todos os comprimentos de onda acima do valor do filtro.[38]

A luz intensa pulsada é absorvida por componentes do tecido-alvo, ou seja, cromóforos que convertem energia luminosa em calor pela absorção: melanina capta radiação ultravioleta (340 a 1.000 nm), luz verde (532 nm).[39] Os cromóforos naturais da pele têm seus espectros de absorção próprios para cada comprimento de onda. Ao escolher a energia ideal, deve-se optar pelo comprimento de onda na qual o cromóforo-alvo tenha absorção máxima, enquanto os demais cromóforos tenham menor absorção.[42] No tratamento de melanoses, utiliza-se o filtro de 520 a 1.200 nm com fluência de 24 J/cm^2 a 40 J/cm^2 com repasses duplos.[39] As contraindicações da luz intensa pulsada são: pessoas que fazem uso de medicamentos fotossensíveis; pacientes bronzeados e com exposição continua aos raios UV, diabetes descontroladas, gestantes e lactantes, pacientes com histórico de queloides e sinais de infecção e inflamação de pele.[39]

ATIVOS INDICADOS PARA O TRATAMENTO DO MELASMA[47,48]

- Hexylresorcinol
- Alpha-arbutin
- Arbutin
- Vitamina C
- Ácido glicirrízico
- Ácido mandélico
- Ácido fítico
- Ácido kójico
- Ácido tranexâmico
- Ácido tioglicólico
- Ácidos glicólico
- Idebenona

- Isocell Citrus®
- Whitessence®
- Melawhite
- Melfade J
- Skin Whitening Complex
- Alpha-Arbutin
- Antipollon
- Azeloglicina
- Biosome C
- Biowhite
- Clariskin

Hexylresorcinol[47]

É um princípio ativo muito pesquisado na área científica. Possui um histórico de mais de 80 anos de uso em humanos, com aplicação em produtos de uso tópico, como antisséptico em sabonetes, pastilhas, e de uso oral, em produtos antiparasitários. Possui efeito antiescurecimento, pois é um excelente inibidor de PPO – polifenol oxidesa, responsável pela alteração e pela cor escura das frutas frescas e vegetais. O hexylresorcinol é uma substância com tecnologia patenteada para o uso em produtos no clareamento e na proteção da pele. Recentes pesquisas comprovaram que, além dessas atividades, ele atua também como antioxidante.

Diferente de outros ativos clareadores de pele disponíveis atualmente no mercado, o hexylresorcinol foi clinicamente comprovado como quatro vezes mais efetivo que a hidroquinona, tornando-se um componente-chave na escolha de produtos para clareamento e proteção da pele (Fig. 32). A hidroquinona é

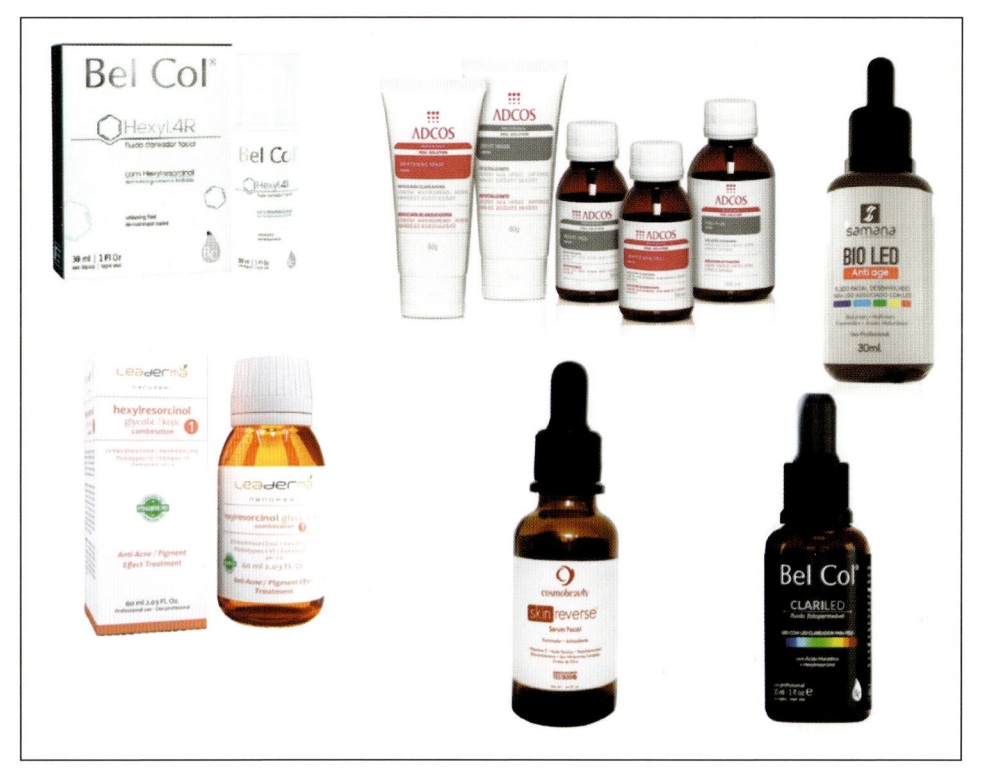

Fig. 32. Produtos industrializados com hexylresorcinol. (**1**) Hexyl 4R Belcol. (**2**) *Kit* clareador Adcos. (**3**) Bio Led Samana. (**4**) Nano Peel Leaderma. (**5**) Gel clareador Skinreverse Cosmobeauty. (**6**) Clariled Belcol.

um dos despigmentantes mais antigos que existem e ainda hoje é um dos mais eficazes, porém tem um efeito muito irritativo e sensibilizante, além de seu uso não ser recomendado por tempo prolongado, sob o risco de causar hipopigmentação irreversível em algumas áreas da pele. Já o hexylresorcinol pode ser utilizado como clareador com maior segurança e em menores doses que a hidroquinona. O hexylresorcinol não sensibiliza a pele e não há restrições para o seu uso durante o dia. Ele age regulando, pelo menos, cinco etapas no processo de pigmentação da pele. Além do efeito clareador e de proteção do DNA, o hexylresorcinol confere proteção proteica, protege o colágeno e outras proteínas da pele, reduzindo a glicação. Esses resultados, acompanhados de seus efeitos antiglicante e estimulante sobre a célula na produção de glutationa e enzimas de defesa antioxidantes, tornaram o hexylresorcinol um ingrediente-chave na escolha entre muitos produtos. Ele pode ser usado em todas as estações do ano, durante o dia e à noite, em produtos clareadores, antienvelhecimento e em uma extensa gama de produtos étnicos.

Alpha-Arbutin[47,48]

É um despigmentante que, segundo seu fabricante, demonstra grande diferencial (Fig. 33). O Alpha-Arbutin clareia e promove um tom uniforme em todos os tipos de pele. Bloqueia a biossíntese epidermal da melanina, por inibir a oxidação enzimática da tirosina, a dopa. Estruturalmente, o Alpha-Arbutin é um alfaglucosídeo. A ligação alfaglucosídeo oferece uma estabilidade e uma eficácia maiores à molécula. Isso leva a um ativo clareador da pele que atua de forma mais rápida e eficaz, minimiza as manchas já existentes e reduz o grau de bronzeamento da pele após exposição UV, quimicamente estável em pH entre 3,5 e 6,5.

Arbutin

É um despigmentante mais seguro que age por redução da atividade da tirosinase, com baixo potencial de irritação e pequena probabilidade de causar manchas hipocrômicas, muito utilizado em produtos cosméticos no Japão. É quimicamente estável em uma faixa de pH de 5 a 7,5, podendo ser associado a outros despigmentantes com sua concentração reduzida.

Biosome C[48]

É um agente de grande importância no combate ao envelhecimento precoce por sua ação contra os radicais livres. É estimulador dos fibroblastos, incrementando a síntese de colágeno, agindo também como despigmentante suave, por sua atividade redutora. É um despigmentante lipossomado, que traz consigo este grande diferencial, trata-se de uma dispersão aquosa de um tipo de vitamina C estável (ascorbil fosfato de sódio) com acetato de tocoferol (vitamina E). Este princípio ativo, além de clarear a pele, possui atividade antioxidante, que causa um grande sinergismo ao ativo, agindo na inibição da tirosinase, nos melanócitos.

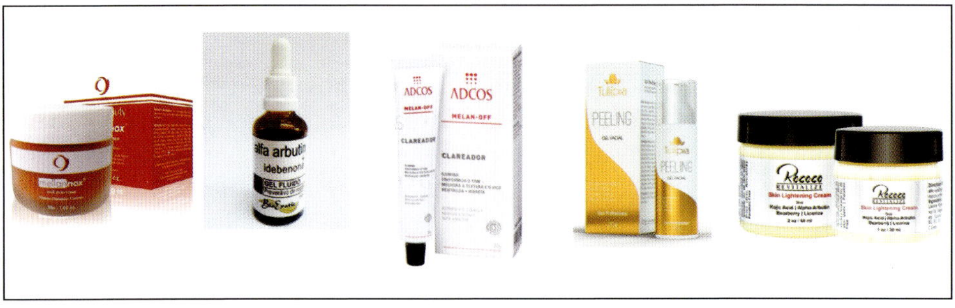

Fig. 33. Produtos industrializados com Alpha-Arbutin. (**1**) Mellanox Cosmobeauty. (**2**) Gel clareador BioExotic. (**3**) Melan Off Adcos. (**4**) Peeling Tulípia. (**5**) Creme clareador Rocco.

Quimicamente é estável em pH de 5 a 9 e, preferencialmente, deve ser veiculado em géis não iônicos ou loções não iônicas, com baixo teor de tensoativo.

Ácido Glicirrízico[47,48]

É obtido do alcaçuz. Tem propriedades anti-inflamatórias e antialérgicas, semelhantes às dos corticoides. Em geral, suas ações são menos potentes que a dos anti-inflamatórios e antialérgicos, porém são mais duradouras. Age no tratamento de dermatites de contato e fotodermatites, em produtos cosméticos e em preparações antivermelhidão e antialergênicas. Também atua como coadjuvante no tratamento de despigmentação. A concentração usualmente indicada é na faixa de 0,1 a 2,0%.

Ele diminui o efeito irritativo de outros princípios ativos (como o do ácido glicólico e do retinoico), podendo ser utilizado isoladamente ou associado a formulações. Por ter ação calmante e anti-inflamatória, é muito indicado nos produtos para tratamento de dermatites e fotodermatites, produtos pós-sol, pós-barba e pós-depilação, com ação antivermelhidão e antialergênica.

No tratamento do clareamento da pele (melasma), é um coadjuvante que favorece a despigmentação. Pode ser utilizado também no tratamento antiacneico por possuir propriedades anti-inflamatórias.

O pH de estabilidade da matéria-prima ácido glicirrízico fica entre 2,5 e 3,5. Em formulações, é incompatível com carbopol. Ele é solúvel em água quente e etanol, praticamente solúvel em água fria e éter.

Ácido Mandélico

É um alfa-hidroxiácido (AHA) derivado da hidrólise do extrato de amêndoas amargas. Tem sido estudado em razão de seus usos no tratamento de problemas da pele, como fotoenvelhecimento, hiperpigmentação e acne. Este ácido tem sido usado na medicina, há vários anos, como antisséptico urinário, isso atesta sua atividade antibacteriana quando usado topicamente. É uma substância atóxica. Além do mais, é empregado também na preparação da pele para o *peeling* a laser e para auxiliar na recuperação da pele após a cirurgia a laser.

Altera as ligações intercelulares, promovendo diminuição da coesão entre os corneócitos, descamação da camada córnea e estimulação da produção de células novas em maior ou menor grau, dependendo de suas estruturas.

O ácido mandélico, diferindo dos alfa-hidroxiácidos convencionais, consegue equilibrar o processo de renovação epitelial por dois mecanismos:

1. *Estímulo mecânico:* ao promover a epidermólise, inicia-se o processo acelerado da renovação epitelial.

2. *Estímulo químico:* após sua penetração intracelular, ajudando na autorregulação da produção de melanina, e por ação direta nos folículos pilosos e no controle da produção sebácea.

Como os estímulos físicos e químicos atuam sinergicamente, ocorre uma melhora na qualidade e quantidade do colágeno e dos glicosaminoglicanos da derme reticular. Tem indicação para o fotoenvelhecimento. O tratamento deve ser mantido por meses ou até anos, pois assim as rugas e marcas de expressão vão desaparecendo gradualmente.

Quando comparado ao *peeling* de ácido glicólico, pode-se perceber que produz menos eritemas ou outros efeitos adversos na epiderme. Geralmente, o *peeling* deve ser feito deixando-se o ácido na pele por cinco minutos; depois lavar com água corrente. Entretanto, em minha experiência com os ácidos, não gosto de seguir regras de tempo; aplico a solução ácida e, de acordo com a sensação do paciente, eu interfiro no seu efeito. Nesse caso, se a paciente relatar uma sensação de "pinicação" em toda a região, removo imediatamente todo o ácido com água corrente, evitando acometimento das camadas mais profundas da pele.

As sessões podem ser realizadas uma vez por semana, o que acaba sendo útil no tratamento não só do melasma como também da acne e do fotoenvelhecimento. Muitos dos pacientes relataram uma diminuição de 50% do melasma no clareamento depois de um mês de tratamento usando uma loção de ácido mandélico a 10% pH 3,9. A associação com ácido fítico a 2% e ácido kójico a 5% na mesma solução pode ser benéfica para o tratamento do melasma, sem produzir reações adversas. Essa solução é muito indicada por médicos dermatologistas antes do tratamento com laser CO_2 fracionado, sendo utilizado pelo paciente em domicílio, de duas a quatro semanas antes do início do tratamento com laser e após a reepitelização, que geralmente se dá em 45 dias.

Sua concentração para *peelings* em consultório é de 30 a 50% de pH 3,0; em domicílio, de 10 a 13% de pH 3,9.

Ácido Fítico[49]

O ácido fítico ($C_6H_{18}O_{24}P_6$) é um ácido orgânico, componente natural da maioria das sementes de leguminosas e cereais. Sua formação se dá durante a maturação de sementes e grãos de cereais e é encontrado em suas diversas formas isoméricas, sendo o hexafosfato de mio-inositol a forma mais bem aceita para sua representação estrutural.

O ácido fítico tem ação inibidora sobre a tirosinase, apresentando ação despigmentante. Tem também ação anti-inflamatória, antioxidante, hidratante e é um agente quelante. É efetivo na prevenção da caspa.

O ácido fítico é um bom quelante para o cálcio e acelera o transporte de oxigênio, facilitando o metabolismo celular. É indicado no clareamento de manchas hipercrômicas, no pós-*peeling* como anti-inflamatório, em cremes antienvelhecimento, despigmentantes e em produtos de higiene bucal. Pode ser incorporado em géis, cremes e loções não iônicas. O processo de despigmentação deve ser lento e progressivo, de forma a não lesionar a pele. O ácido fítico é um produto para tratamento e não preventivo; as manchas pigmentadas só podem ser evitadas com o uso de fotoprotetores.

O início do uso do ácido fítico após o *peeling* deverá ocorrer somente após 6 ou 4 dias de sua realização. A duração do tratamento médio de manchas hipercrômicas é de 4 meses.

O ácido fítico não é agente de *peeling*, ele não irrita a pele e não a faz descamar. Recomenda-se usar de 0,5 a 2,0%. O pH de estabilidade é de 4,0 a 4,5. É compatível com ácido glicólico, ácido kójico e ácido retinoico.

Ácido Kójico Dipalmitato[50,51]

É um clareador cutâneo, que previne o fotoenvelhecimento e a formação de rugas. Tem a excelente propriedade de inibir a atividade da tirosinase através da quelação do cobre presente na pele humana, inibindo a formação de melanina. E também promove a quelação do ferro, que gera o envelhecimento crônico na pele.

Comparado com o ácido kójico, o kójico dipalmitato aumenta acentuadamente o efeito inibitório na atividade da tirosinase, que proíbe a formação de melanina.

É estável dentro de uma ampla faixa de pH de 4-9, o que proporciona flexibilidade nas formulações. Ao contrário do ácido kójico, o kójico dipalmitato não muda para o marrom ou amarelo ao longo do tempo. O ácido kójico não é estável à luz e ao calor e tende a oxidar, o que resulta em alteração de cor (geralmente, amarela ou marrom). Em segundo lugar, o ácido kójico tende ao quelato com íons metálicos (ferro, por exemplo), o que muitas vezes resulta em mudança de cor. Pelo contrário, o kójico dipalmitato é estável ao pH, à luz, ao calor e à oxidação, e não aos complexos com íons metálicos, que conduzem à estabilidade de cor.

Na associação com filtros solares, como Arbutin e VC-PMG, o kójico dipalmitato pode ser associado a outros clareadores e protetores cutâneos. Como já vimos anteriormente, tem sua indicação no clareamento da pele facial e corporal, sendo indicado também para o tratamento de distúrbios pigmentares, como manchas da idade ou do sol, sardas e cicatrizes, cuidados antienvelhecimento, proteção solar, formulações pós-sol e autobronzeadores.

Nas formulações, a concentração recomendada é de 1,0 a 5,0%. O pH do produto final fica em torno de 4,0-9,0. O kójico dipalmitato é compatível com praticamente todos os ingredientes e é vantajoso para uso em combinação com filtros solares.

Ácido Tranexâmico[52]

O ácido tranexâmico (AT) é um antifibrinolítico que tem sido amplamente utilizado no tratamento de hipercromias por sua ação inibidora da síntese de melanina, por meio da redução da atividade da tirosinase. Pode ser utilizado nas formas tópica ou injetável (Fig. 34).

Em um estudo clínico, foi avaliada a segurança e a eficácia do uso combinado de ácido tranexâmico oral e tópico no tratamento de melasma (Fig. 35). Para isso, 25 mulheres portadoras de melasma receberam a formulação oral contendo ácido tranexâmico 3 vezes ao dia e também a aplicação tópica de formulação contendo ácido tranexâmico 2 vezes ao dia, durante 8 semanas. A avaliação mostrou redução significativa do melasma. O estudo concluiu que o tratamento reduziu a pigmentação epidérmica e também reverteu as mudanças dérmicas associadas ao melasma.

O AT bloqueia a conversão do plasminogênio (presente nas células basais epidérmicas) em plasmina, por meio da inibição do ativador de plasminogênio. A plasmina ativa a secreção de precursores da fosfolipase A2, que atuam na

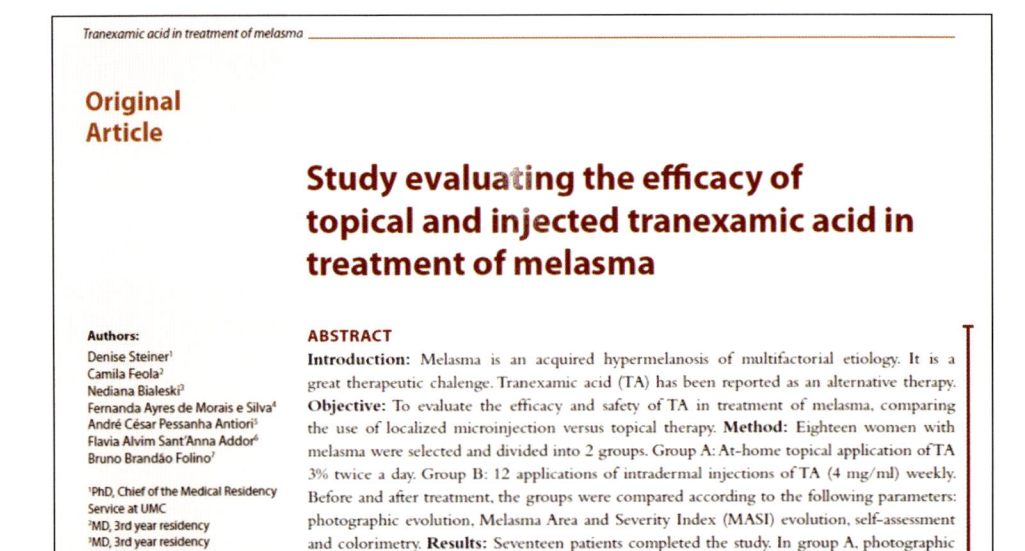

Fig. 34. Artigo científico referente à eficácia do ácido tranexâmico injetável.

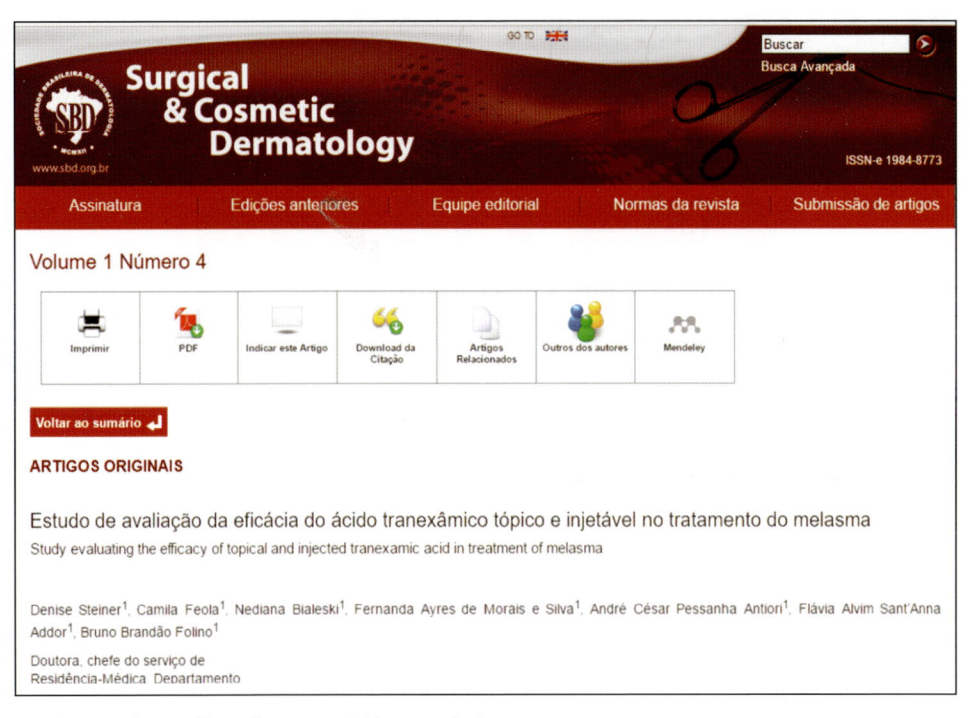

Fig. 35. Estudo científico referente ao ácido tranexâmico.

produção do ácido araquidônico (precursor de fatores melanogênicos, tais como prostaglandinas e leucotrienos) e induzem a liberação de fator de crescimento de fibroblastos (FGF2) – potente fator de crescimento de melanócito.

O ativador de plasminogênio, que é gerado pelos queratinócitos e apresenta níveis séricos aumentados com o uso de anticoncepcionais orais e na gravidez, aumenta a atividade dos melanócitos *in vitro*, e o bloqueio desse efeito pode ser o mecanismo parácrino, por meio do qual o ácido tranexâmico reduz a hiperpigmentação do melasma.

Este ácido tem o poder de inibir a transferência de melanossomas, inibir a alfa-MSH, a tirosinase e a síntese de melaninas. Sua concentração em cremes de uso tópico varia de 3 a 5%, dessa forma apresenta mínima absorção sistêmica (Fig. 36).

- *Composição Oral para terapia combinada no melasma:* ácido tranexâmico 250mg; excipiente q.s.p 60 e 120 cápsulas.
- *Posologia:* ingerir 1 cápsula 2 vezes ao dia em um período de 4 meses.

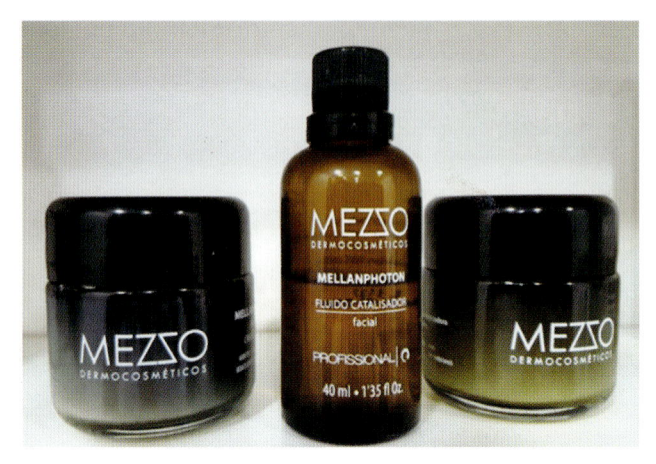

Fig. 36. *Kit* clareador da Mezzo Dermocosméticos com ácido tranexâmico indicado para ser associado a LED vermelho e azul.

Ácido Tioglicólico[53-59]

O ácido mercaptoacético ou ácido tioglicólico é um tioácido derivado de ácido glicólico obtido por substituição do átomo de oxigênio do grupo hidroxil pelo súlfur. O ácido tioglicólico possui afinidade específica pela hemossiderina, calculada em 1/10 em relação à apoferritina por ferro ferritínico, com rápida solubilização. Há uma capacidade de depletar o ferro esplênico por possuir o grupo tioácido (-SH) atividade antioxidante. Esse fato é demonstrado, pois o principal metabólico da carboximetilcisteína é o próprio ácido mercaptoacético. O uso do ácido mercaptoacético se propõe a remover a pigmentação de hemossiderina e melânica.

O ácido mercaptoacético ou tioglicólico apresenta a capacidade de quelar o ferro da hemossiderina, por apresentar um grupo tioglicólico (SH), podendo ser utilizado semanalmente em consultório sob a forma de *peeling* (mais concentrado), ou em domicílio, em concentrações menores e que aceleram o processo de remoção da pigmentação. Um estudo avalia a eficácia do ácido mercaptoacético na melhora da hiperpigmentação de membros inferiores desencadeada pela insuficiência venosa (Fig. 37).

Estudo realizado na Universidade de Siena (Itália) avaliou os resultados obtidos por uma formulação industrializada (Siderlink), com o objetivo de avaliar os resultados na despigmentação cutânea das pernas de pacientes submetidos ao procedimento de escleroterapia (Fig. 38).

A utilização do ácido mercaptoacético na concentração de 10 ou 20% apresenta a vantagem de não provocar queimação ou eritema, produzindo apenas esfoliação leve e transitória. A formulação demonstrou forte afinidade com a hemossiderina, além de ação de dissolução rápida. Outros pesquisadores demonstraram ainda

ATIVOS INDICADOS PARA O TRATAMENTO DO MELASMA

Resultados:

Ácido Mercaptoacético 20% → Aplicação semanal, duarante 6 semanas → Avaliação dos resultados obtidos por comparação visual das fotografias feitas antes e depois do tratamento de acordo com a escala comparativa

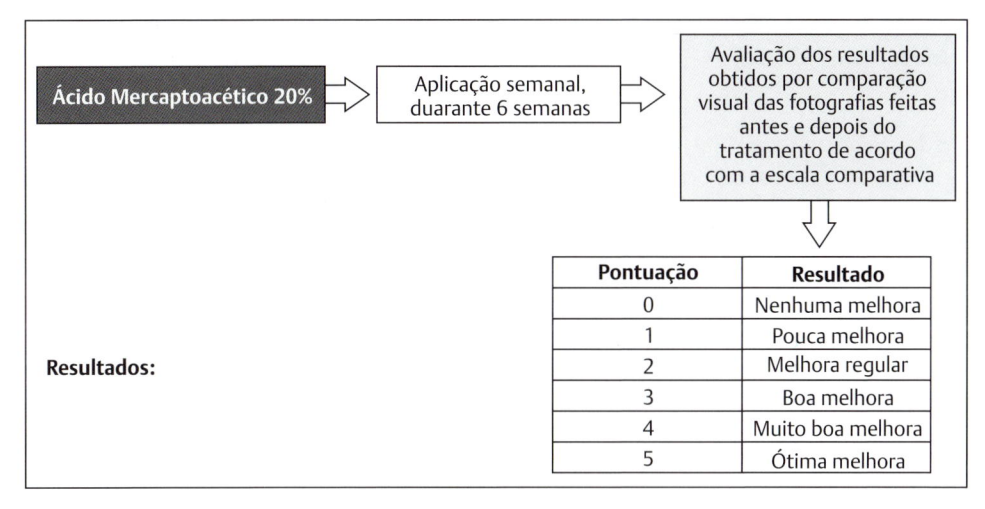

Pontuação	Resultado
0	Nenhuma melhora
1	Pouca melhora
2	Melhora regular
3	Boa melhora
4	Muito boa melhora
5	Ótima melhora

Fig. 37. Estudo e pesquisa com pacientes para avaliar o grau de melhora.

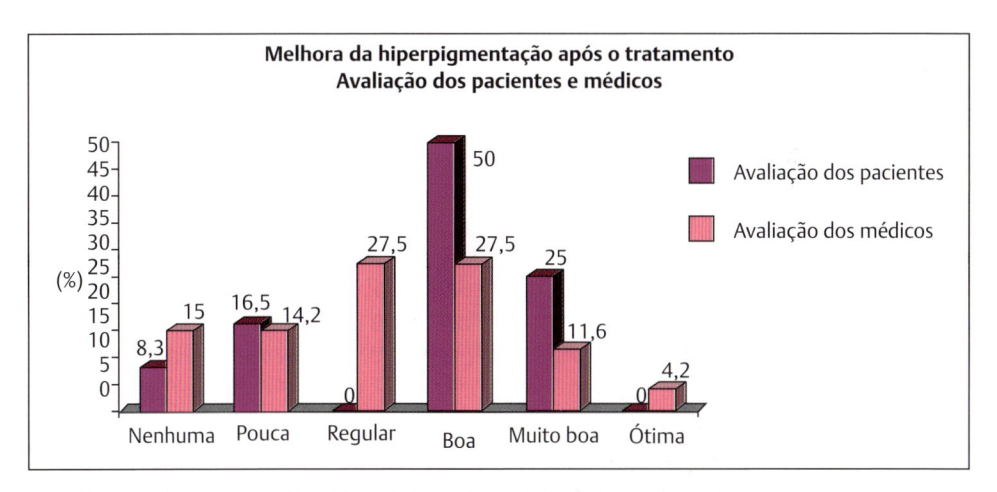

Fig. 38. Avaliação percentual de melhora da hiperpigmentação após o tratamento.

que o produto é capaz de reduzir e esgotar a capacidade de acumulação do ferro, graças à presença dos grupos tiol (-SH) e da sua atividade antioxidante. Esses dados sugerem que a utilização do ácido mercaptoacético 10-20% no tratamento da hiperpigmentação pós-escleroterapia é uma alternativa segura, rápida e com excelentes resultados (Fig. 39).

Ácido Glicólico[60-63]

O ácido glicólico não inibe o processo da tirosinase, mas, por promover leve descamação, potencializa a penetração dos ativos clareadores, potencializando, assim,

Mecanismo de ação

Hemossiderina (*pool* estável) → Acúmulo de ferro no tecido → Produção de radicais livres → Estímulo melanocítico → Hiperpigmentação melânica

Ácido mercaptoacético → Pré-aplicação

Melanócito, Melanina, Melanina no interior dos queratinócitos, Melanócito, Queratinócitos

Solubilização do ferro → Remoção da hemossiderina → **Redução e resolução total de manchamento**

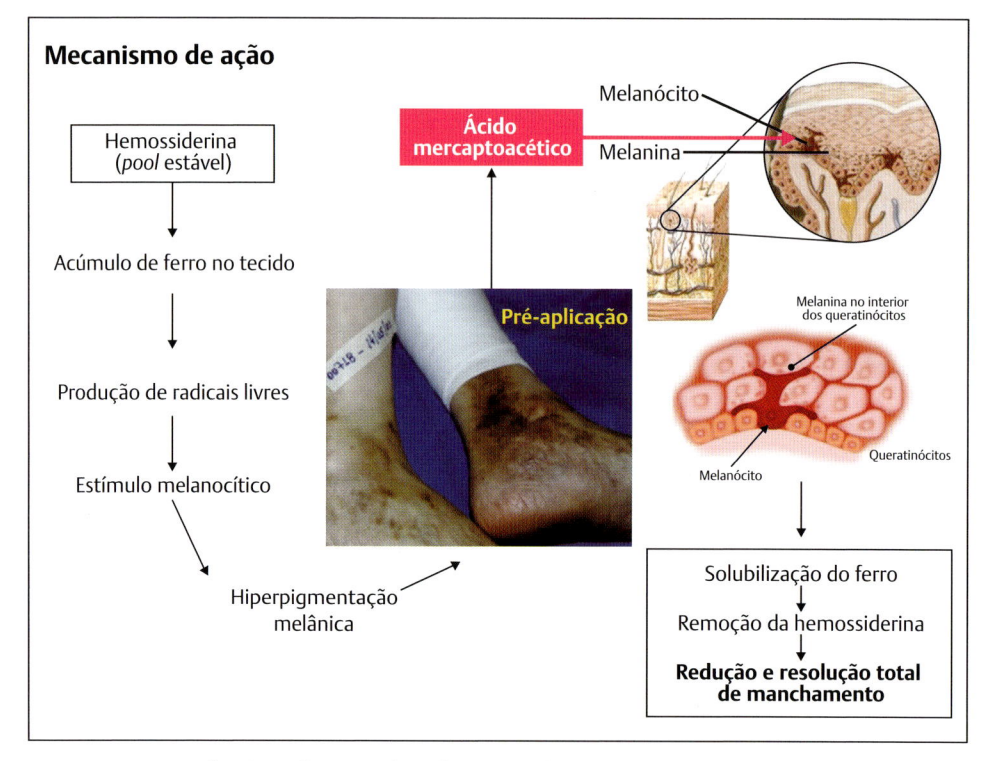

Fig. 39. Mecanismo de ação na formação de melasma vascular.

o seu efeito. Ele é da família dos alfa-hidroxiácidos (AHAs), possui apenas dois átomos de carbono, e, por isso, pode causar tanto uma descamação superficial como profunda. Particularmente, o ácido mais comumente utilizado na área da Fisioterapia Dermatofuncional é o glicólico, por não ser tóxico sistemicamente e pouco fotossensibilizante. Mesmo assim, não é dispensável o uso do filtro solar ou bloqueador, sem álcool, durante o período do tratamento. A proposta do filtro solar ou bloqueador é proteger a pele lesionada no dia a dia das radiações solares, evitando o aprofundamento da lesão e o surgimento de manchas hipercrômicas, mesmo sendo um ácido classificado como menos fotossensível. O peso molecular deste ácido é pequeno, e por isso acaba sendo um ácido irritativo ao contato. Os pacientes relatam uma sensação de "pinicação" e um leve ardor. As soluções não tamponadas de ácido glicólico, com pH inferior a 1, são muito perigosas e agressivas, causam maior risco de penetração na derme, podendo trazer complicações indesejáveis. Na prática, deve-se sempre fazer uso do ácido glicólico parcialmente tamponado, o que resulta em ácido mais leve e confortável, com pH mínimo de 2,5 para uso em consultório e 4,0 em formulações para uso em domicílio. Seguindo esse critério, reduzimos possíveis complicações.

O *peeling* químico com esse tipo de ácido é o mais fácil de ser aplicado e o mais seguro, quando realizado por um profissional apto e que domina a técnica. Deve ser aplicado de maneira uniforme, sem exagero, para haver penetração e descamação homogêneas e, consequentemente, resultado satisfatório.[7,13,28,52] Em minha vivência diária, observei que, na maioria das vezes, em algumas formulações manipuladas, este ácido não tem uma penetração uniforme, penetrando mais em algumas áreas do que em outras (Fig. 40). Já com os ácidos industrializados, a penetração é bem melhor e muito mais uniforme (Fig. 41).

Um dos dados mais importantes do ácido glicólico é o tempo de contato na pele do paciente, uma vez que este *peeling* é chamado de tempo-dependente, isso significa que, para cada tipo de pele ou para cada quadro clínico apresentado,

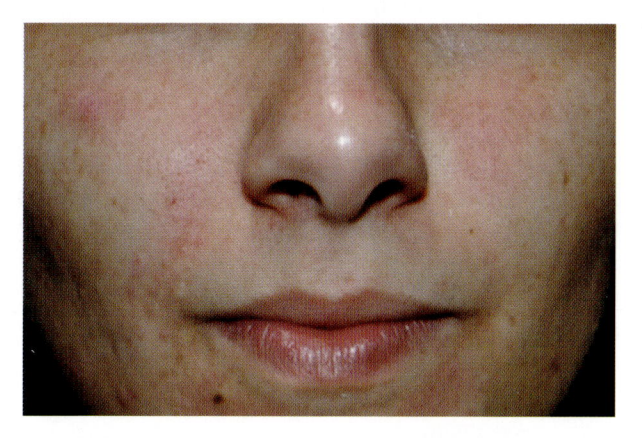

Fig. 40. Regiões com eritema – pós-*peeling* de ácido glicólico a 30% manipulado. Isso se caracteriza como uma penetração maior do ácido.

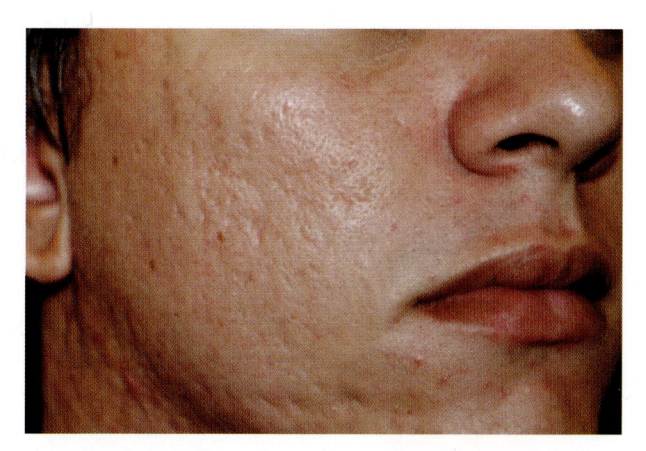

Fig. 41. Pele com eritema uniforme – pós-*peeling* de ácido glicólico a 30% industrializado.

deve ser considerado um determinado tempo de exposição ao ácido. Quanto mais tempo de exposição, maior a penetração do ácido, sendo certamente maior a descamação, que pode chegar até mesmo à necrose da derme.[13,28,52] Particularmente, em meu consultório, não controlo o tempo de aplicação; verifico a reação da pele de cada paciente logo após a aplicação do ácido. Aplico o ácido em toda a área tratada e espero que se forme um leve eritema, então o paciente remove o ácido lavando o local com água corrente abundante.

Concentrações

Utiliza-se mais gel em concentração de 1 a 10% em domicílio e de 20 a 70% em consultórios.

Quando forem usados produtos parcialmente neutralizados (pH de 2,75), serão necessários tempos de exposição maiores.

Idebenona

Sua ação antioxidante se dá pela potente inibição de espécies reativas de oxigênio e de outros radicais livres que causam a destruição de membranas celulares mitocondriais e de componentes da matriz extracelular. Além de sua ação antioxidante, a idebenona age também como despigmentante, pois a parte ativa de sua molécula é muito similar à da hidroquinona, amplamente utilizada como agente clareador da pele (Fig. 42).

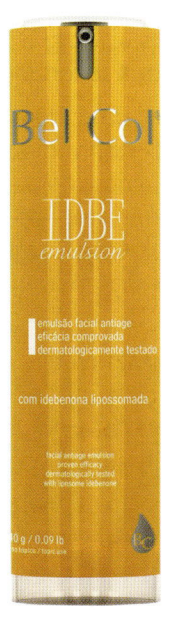

Fig. 42. IDBE – produto com ibedenona da BelCol.

Isocell Citrus®

É um bioativo extraído da casca do limão que inibe a oxidação dos melanócitos e, consequentemente, clareia a pele.

Whitessence®

Concentrado despigmentante obtido de proteínas derivadas da semente da *nangka fruit* (jaca). Inibe a fagocitose dos melanossomas pelos queratinócitos, diminuindo a quantidade de melanina na superfície da pele. Uniformiza a pigmentação anormal da pele.

Melawhite

É um despigmentante funcional, composto de peptídeos fracionados, *leucocyte extract* (INCI), seletivamente, por meio de métodos precisos de processamento. O Melawhite atua como um inibidor específico e competitivo da tirosinase, diminuindo a formação do pigmento da pele, a melanina. Dessa forma, o melawhite pode auxiliar a minimizar o bronzeamento da pele e as pigmentações preexistentes e pós-adquiridas, como sardas, manchas senis, etc. Quimicamente, sua faixa de pH é de 4 a 5,5.

Melfade J

Trata-se de uma mistura de despigmentantes, e entre eles estão: bearberry (Arctostphylos Uva ursi extrato) e fosfato de ascorbil magnésio. Melfade é um ativo funcional de origem vegetal que representa um importante avanço na categoria de agentes clareadores da pele por ter componentes de origem natural. Melfade não apenas inibe o progresso do escurecimento da pele, como também reduz a pigmentação existente, degradando naturalmente a melanina já existente na pele. Trata-se de outra opção de despigmentante para peles sensíveis. Quimicamente, é estável em faixa de pH 4 e 5.

Skin Whitening Complex

É um despigmentante encontrado em muitas formulações cosméticas; é composto de extrato de Uva *ursi* e biofermentado de *aspergillus*, extrato de *grapfruit* e extrato de arroz. Não é irritante, sendo quimicamente estável em pH 4.

Antipollon

É um despigmentante muito interessante, pois age na adsorção e eliminação da melanina já formada, podendo ser associado a substâncias antioxidantes, como vitamina E. É aconselhável para as peles mais sensíveis, pois apresenta baixa sensibilização. Quimicamente, trata-se de silicato de alumínio sintético finamente granulado, sendo estável em uma faixa de pH entre 4 e 10. Não se devem usar ácidos graxos na mesma formulação.

Azeloglicina

É um agente despigmentante e regulador do sebo, atuando como preventivo interessante para os casos de acne, pois trata das hipercromias e da acne simultaneamente. Quimicamente, trata-se do diglicinato de azeloil potássio, estável em pH entre 5,5 e 6,5.

Biowhite

É um despigmentante bastante usado mundialmente, com uma composição de origem vegetal, tendo uma ótima combinação entre os seguintes fitoterápicos: *Saxifraga sarmentosa, Vitis vinífera, Morus bombycis, Scutetellaria baicalensis*. Tem uma ação suave e pode ser usado em peles sensíveis. Seu mecanismo de ação baseia-se no bloqueio da tirosinase.

Clariskin

É um agente clareador e antioxidante produzido com o extrato de gérmen de trigo. Previne a liberação de radicais livres, que fotoinduz a pigmentação anômala. Não sensibiliza a pele, sendo indicado para casos mais leves de pigmentação. Quimicamente estável em pH entre 5 e 8.

Matipure®

É um complexo de micropartícula lipídica derivado do óleo de semente de *nigella* e abóbora. Promove alta absorção do sebo sem deixar a pele seca, levando instantaneamente ao efeito "mate".

SUPLEMENTAÇÃO A FAVOR DA BELEZA

Niacin (Vit. B3)[64]

A niacinamida pertence à família das vitaminas B, também conhecida como vitamina B3 ou nicotinamida. É a forma amida do ácido nicotínico ou niacina, sendo utilizada há mais de 40 anos na dermatologia e encontrada em diversos produtos cosméticos de sucesso no mercado, como cremes, loções e sabonetes, entre outros. Apresenta uma série de características que a qualificam como um excelente e seguro ativo cosmético, promissor no tratamento de várias disfunções cutâneas inflamatórias, problemas de pigmentação, acne, ressecamento e fotoenvelhecimento. Ela é essencial na alimentação e está contida em muitos gêneros alimentícios, como legumes, hortaliças, frutas, grãos e carnes. A vitamina B3 é essencial para que as células realizem uma série de processos fisiológicos.

A niacinamida foi reconhecida no século XX como a vitamina que evita a pelagra, uma doença epidérmica caracterizada por graves lesões cutâneas, pela hiperpigmentação e engrossamento da pele, inflamação da língua e boca, incômodos digestivos incluindo indigestão, anorexia e diarreia.

A aplicação da niacinamida estabiliza a função da barreira cutânea, melhora a hidratação do estrato córneo e aumenta a síntese de proteína, como a queratina. Em múltiplos estudos clínicos, foi confirmada sua ação na melhora da aparência da pele envelhecida, fotoenvelhecida, ressecada ou com acne.

Essas características aliadas à boa penetração cutânea da niacinamida fazem dela um agente interessante na cosmética e na nutrição. Apresenta ainda propriedades como ausência de irritação, descamação, fotossensibilização ou efeito comedogênico.

Essa multiplicidade de funções confere à niacinamida uma grande variedade de ações para a pele: fortalecimento da barreira epidermal, hidratação, antienvelhecimento, clareamento da pele, antiacne.

Um estudo realizado por Tanno *et al.* mostrou que 2% de niacinamida reduziu a perda de água transepidermal (TEWL) em 27% em 4 semanas. Ao mesmo tempo, ácidos graxos livres e ceramidas na camada córnea foram aumentados em 67 e 34%, respectivamente (Fig. 43).

Perda de água transepidermal (mg/cm².h)

Control | Niacinamide: -27%

Tanno et al, 2000

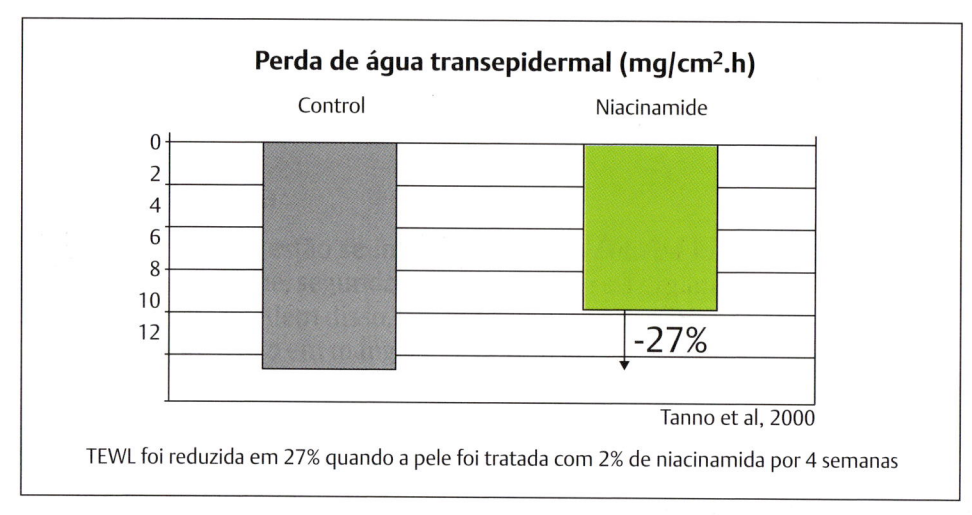

TEWL foi reduzida em 27% quando a pele foi tratada com 2% de niacinamida por 4 semanas

Fig. 43. Avaliação percentual de melhora da hidratação para a pele.

Ação nas Manchas Hipercrômicas

A niacinamida tem a capacidade de inibir a transferência de melanina dos melanócitos para as camadas mais externas da pele. Esse processo é capaz de evitar a propagação de melanina e, consequentemente, o escurecimento de regiões da epiderme. Por melhorar o fortalecimento da barreira cutânea e a textura da pele, a niacinamida promove a diminuição da palidez da região em que é aplicada, bem como uma maior luminosidade.

É importante citar que este ativo apenas evita efeito rebote, não inibe a produção da melanina, mas impede a sua dispersão e que escureça áreas da epiderme.

Um estudo clínico com voluntários confirmou a atividade clareadora da pele. Eles aplicaram um creme com 5% de niacinamida por 8 semanas. Manchas de idade em torno do olho e da bochecha diminuíram significativamente (Fig. 44).

Por ser uma matéria-prima segura, a niacinamida não irrita ou sensibiliza a pele, como outros ativos clareadores, e não apresenta ação fotossensibilizante, como os retinoides. Isso permite que seja utilizada na formulação de produtos para pessoas com peles sensíveis e que desejam clareamento cutâneo com segurança.

Efeitos Adversos

O uso via oral da niacina de liberação rápida é limitado e prescrito apenas por médicos. Isso se dá pela alta taxa de efeitos colaterais (10-50% dos casos de interrupção do tratamento): rubor, calor, prurido, náusea, dispepsia, dor abdominal e diarreia. Em comparação com a formulação de liberação rápida, a forma lenta não

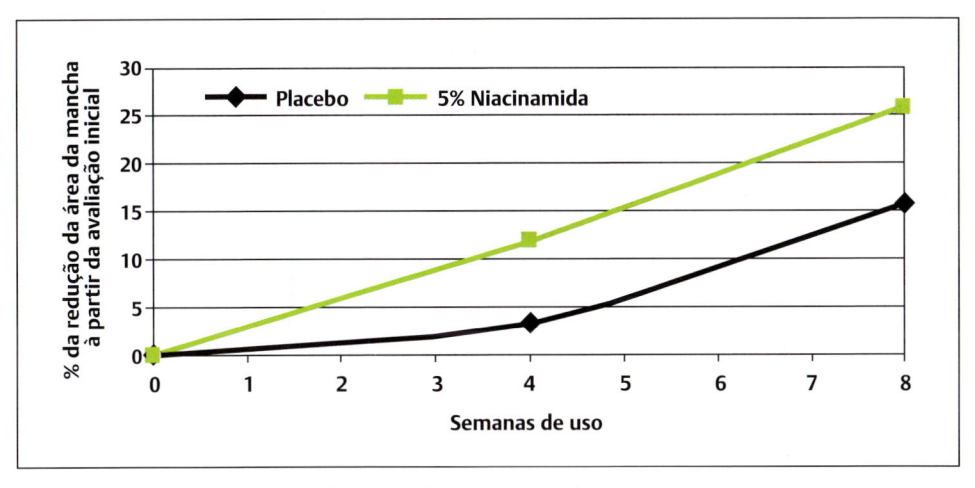

Fig. 44. Avaliação percentual de melhora da hidratação para a pele.

causa *flushing*, contudo cerca de 75% dos participantes de estudos randomizados apresentaram um aumento das aminotransferases, três vezes o limite superior do normal, sendo que muitos apresentaram sinais de insuficiência hepática. Outro efeito colateral descrito com o uso da niacina de liberação imediata é a hiperglicemia. Outros possíveis e raros efeitos colaterais com as diversas formulações de niacina são hiperuricemia, gota, arritmias cardíacas, tontura, calafrios, edema, cefaleia e ativação de úlcera péptica.

A recomendação para uso por via oral associado ao tratamento do melasma é de 20 mg ao dia, uma dosagem muito baixa e segura, evitando efeitos colaterais desagradáveis. A dosagem usual na medicina é de 250 a 500 mg ao dia.

Luteína

A luteína é um dos principais carotenoides naturais presente em diversos alimentos. Os carotenoides são responsáveis pela pigmentação amarela, alaranjada ou vermelha dos alimentos; por essa razão, alimentos que possuem tal coloração são boas fontes de carotenoides, assim como os verde-escuros, em que a pigmentação amarela é mascarada pela cor verde da clorofila.

Muitos carotenoides possuem a função antioxidante (como a luteína e a zeaxantina), enquanto outros são importantes precursores de vitamina A (como o betacaroteno). Os carotenoides não são sintetizados pelo corpo humano, por isso é necessária a ingestão regular desse composto.

Os principais benefícios da luteína para a saúde são: saúde e proteção dos olhos e da visão, proteção contra envelhecimento precoce e manutenção da pele, combate à ação deletéria de radicais livres, fortalecimento do sistema imunológico e proteção contra replicação de células tumorais.

A luteína é um carotenoide de pigmentação naturalmente amarela facilmente encontrada em alimentos *in natura* e também utilizada na indústria de alimentos como corante.

Os principais alimentos fonte de luteína são: pétalas comestíveis da flor do nastúrcio ou capuchinha, couve, espinafre, agrião, milho, ovo, aipo, alfaces verdes.

Assim como nos olhos, a importância da luteína para a pele se dá pela proteção contra os raios ultravioleta, sendo uma aliada na prevenção do envelhecimento precoce ou no desenvolvimento de câncer de pele. É importante lembrar que o consumo ou a suplementação de luteína não substitui o protetor solar, que deve ser utilizado diariamente.

Por ter uma ação importante na inativação de radicais livres, a luteína auxilia na manutenção e renovação da pele, preservando a degradação do colágeno, deixando-a com aparência mais saudável e com a coloração mais uniforme.

A dosagem recomendada diária é de 10 mg ao dia.

Resveratrol[65,66]

O resveratrol é uma molécula encontrada, principalmente, na uva preta. Acredita-se que ela possa contribuir para a prevenção de doenças cardiovasculares e retardar o envelhecimento. O resveratrol é uma fitoalexina produzida naturalmente por algumas plantas quando estão sob ataque de agentes patógenos, como bactérias ou fungos. A substância também pode ser produzida isoladamente por síntese química (trans-resveratrol), sendo vendida como um suplemento nutricional.

- *Saúde cardíaca:* a Organização Mundial da Saúde sugere que o resveratrol sozinho reduza o risco cardiovascular em 40%! O resveratrol é mais eficaz do que a vitamina E, protegendo contra uma ampla variedade de radicais livres para prevenir a oxidação de lipoproteína de baixa densidade (LDL). Inibe a agregação de plaquetas bloqueando a ação da trombina e diversos outros fatores de agregação. Promove a produção de óxido nítrico que relaxa e dilata as artérias. Reduz os níveis de triglicerídeos e colesterol no sangue e também o agente hipertensivo intrínseco endotelina-1.
- *Saúde mental:* estudos preliminares sugerem que o resveratrol administrado sozinho e em combinação com outros antioxidantes proteja o cérebro contra estresse oxidante. O estresse oxidante é conhecido por exercer um importante papel na maioria das doenças neurodegenerativas.

- *Inflamação:* um estudo chinês demonstrou recentemente que, quando injetado imediatamente após uma lesão, o resveratrol é tão eficaz quanto o remédio prednisona para proteger contra inflamação da medula espinal, mas com o benefício adicional da proteção antioxidante. Um estudo com ratos que receberam resveratrol por 21 dias demonstrou que essa substância melhora o prognóstico e reduz os efeitos permanentes de derrame.
- *Longevidade:* de acordo com um estudo da Harvard Medical School, o resveratrol ativa um gene de longevidade em algumas cepas de fermento e amplia a expectativa de vida em 70%! Funciona da mesma maneira como restrição de caloria (a única maneira cientificamente comprovada de aumentar a longevidade) ao ativar genes SIR. As pesquisas até o momento foram restritas a fermentos, moscas e nematódeos, mas é válido notar que os humanos também possuem esses genes.

A dosagem via oral recomendada é de 5 a 50 mg por dia.

Ômega 3

O ômega 3 é um tipo de gordura boa para o organismo, encontrado especialmente nos peixes e nas sementes. Ele protege o corpo de doenças cardiovasculares e faz bem ao cérebro, mas, como qualquer outra fonte de gordura, quando consumido em excesso, pode engordar, pois cada 1g de qualquer gordura contém 9 calorias. O ômega 3 garante o bom funcionamento do cérebro, melhorando a memória e o raciocínio. Além disso, ele é importante para prevenir doenças cardiovasculares e diminuir o risco de desenvolvimento de câncer, por exemplo. Os principais benefícios do ômega 3 incluem:

- Melhora a capacidade de aprendizagem.
- Ajuda a regular a coagulação sanguínea.
- Reduz a inflamação, sendo bom para combater a doença inflamatória intestinal e a artrite reumatoide.
- Melhora a função cardíaca e a pressão arterial.
- Ajuda no combate a alergias e asma.
- Diminui o estresse.
- Combate a TPM.
- Combate inflamações.
- Ajuda no combate à depressão.
- Diminui o VLDL, o LDL e o colesterol total.
- Melhora o sistema imune.

- Ajuda a emagrecer.
- Ajuda na manutenção dos níveis de testosterona, para um desenvolvimento muscular ótimo.

Óleo de Linhaça

Mais e mais pessoas estão se interessando pelo óleo de linhaça, que é rico em gorduras ômega 3, que, segundo pesquisas de várias organizações de saúde, são boas para o coração. Além disso, o óleo de linhaça beneficia as pessoas de muitas outras maneiras. É rico em manganês e fibra, o que faz dele uma fonte totalmente saudável necessária à nutrição do corpo. A linhaça tem sido usada desde a Idade da Pedra; sua popularidade alcançou as cozinhas da Grécia antiga também, e desde então os benefícios do óleo de linhaça têm sido amplamente conhecidos e usados.

Veja os benefícios deste óleo:

- *Emagrece:* apesar de ser uma gordura, é um tipo bom de gordura ômega 3 e uma excelente ferramenta para ajudar a aumentar a taxa metabólica e queimar calorias e gordura mais rapidamente.
- *Combate a inflamação:* usado também por alguns pacientes para tratar inflamação de lúpus e gota.
- *Promove ovulação:* é um grande suplemento para mulheres que estão tentando engravidar, já que ajuda a promover a ovulação.
- *Alivia constipação e hemorroidas:* ajuda a soltar as fezes, facilitando uma passagem mais fácil, portanto ajuda a aliviar constipação e hemorroidas.
- *Diminui a pressão arterial:* amplamente usado por pacientes que sofrem de hipertensão, pressão arterial alta.

Pele e Filtro Solar

Quando há uma exposição solar (UVA e UVB) da pele sem filtro solar, os raios UVB são barrados pela própria pele para não penetrarem nas camadas mais profundas; com isso, ocorre uma concentração de energia dessa radiação na superfície da pele, provocando um processo inflamatório local que deixa a pele avermelhada e ardida (queimadura solar). Já a radiação ultravioleta A tem ação mais profunda e, com isso, acelera o envelhecimento cutâneo, provocando reação alérgica solar e alterações de pigmentação, sendo uma delas o melasma.

Hoje em dia, entende-se que a radiação solar pode provocar danos irreversíveis à pele. Tanto a radiação UVA quanto a UVB provocam o aumento dos radicais livres, que se tornam agressivos, proporcionando a destruição das proteínas e da membrana das células da pele. Eles também atacam o DNA das células, e todas essas alterações causam um grande desequilíbrio biológico nas células. Isso ocorre de forma invisível e em longo prazo. Essas células se multiplicam enquanto outras são destruídas. A exposição solar sem a proteção adequada da pele resulta em lesões que, em longo prazo, podem se tornar um câncer de pele.

Temos que ficar alertas em relação aos protetores existentes no mercado, pois antigamente 90% desses cosméticos só protegiam em relação à UVB, sendo que o responsável pelo câncer e pelo envelhecimento da pele é a UVA. O protetor solar deve apresentar, em sua composição, ativos que funcionam como barreiras ou filtros para a radiação ultravioleta, com espectro de absorção na faixa da radiação UVA e UVB, ou seja, deve ser de amplo espectro de ação, fotoestável e ainda ser capaz de distribuir seus ativos de forma regular em toda a superfície cutânea.[67,68]

A radiação ultravioleta pode provocar diversos efeitos negativos na pele, assim os benefícios do uso do filtro solar de amplo espectro vão desde a prevenção de queimaduras solares, desordens de pigmentação (manchas) e do envelhecimento da pele até a ação contra o desenvolvimento de ceratoses actínicas e do carcinoma espinocelular.[69,70]

Outra recomendação seria, antes de comprar ou indicar um filtro solar, verificar qual a marca que tem a melhor eficiência de proteção e maior estabilidade química. Na escolha do produto, além do FPS, deve-se verificar se o produto é resistente à água, se tem proteção para UVA, como citado anteriormente, e sua fotoestabilidade. Assim, pode-se ter a certeza de estar adquirindo um produto bom e eficaz. Outro fator importante é escolher a base veicular de acordo com o tipo de pele; jamais indique ou compre, para uma pele oleosa, um filtro solar com base gordurosa: além de gerar um desconforto para quem for utilizá-lo, ainda há risco de se desenvolver uma dermatite oleosa.

Existem protetores físicos no mercado que têm como objetivo a reflexão da RUV, já os químicos absorvem a RUV. Os protetores orgânicos, a meu ver, são os melhores, e existe no mercado um princípio ativo chamado Tinosorb® M, que é o methylene bis-benzotriazolyl tetramethylbutyl-phenol, um filtro orgânico que proporciona proteção UVA e UVB fotoestável. O Tinosorb® M, mesmo sendo orgânico, apresenta a capacidade de reflexão e dispersão da radiação, além da capacidade de absorção das radiações UV, comportando-se, dessa forma, como um filtro também de efeito físico. Por isso, ele é uma excelente opção de filtro para ter em sua clínica e para indicar aos seus pacientes para uso domiciliar.

Outro fator é o PPD, que tem de ser no mínimo 20, de acordo com o padrão internacional, e o fabricante deve colocar tal informação em sua embalagem.

Curiosidades

Filtro solar engorda e dá celulite?[71]

De acordo com alguns estudos e relatos do Dr. Lair Ribeiro, médico pesquisador renomado e respeitado na classe médica, existem, sim, alguns protetores com alto poder de estrogenicidade, ou seja, ativos que são absorvidos e funcionam como estrogênio, bloqueando a tireoide.

Os filtros solares brasileiros, em sua maioria, contêm uma substância chamada 4-metil benzilideno cânfora (4-mbc) como agente principal. Essa substância bloqueia a função da tireoide, e com isso a atividade estrogênica cresce e o nível de estrogênio aumenta. O 4-metil benzilideno cânfora é absorvido através da pele e desencadeia maior produção de estrogênio, que é um hormônio feminino. O aumento de estrogênio provoca o engordamento e faz aparecer a celulite. Nos homens que usam filtro solar, ocorre o aumento do tecido mamário e o arredondamento dos glúteos, dando-lhes uma forma típica do corpo feminino. Além desses fatores, o 4-metil benzilideno cânfora é altamente cancerígeno. Por todos esses motivos, o 4-metil benzilideno cânfora é uma substância proibida em muitos países, mas não no Brasil.

Mesmo utilizando filtro solar com essa substância somente na face, isso já é suficiente para desencadear seus efeitos colaterais, pois a região da face tem uma excelente absorção em relação aos cosméticos.

Afinal, o sol é causador de problemas ou não?

Em 1903, o Dr. Niels Ryberg Finsen ganhou o prêmio Nobel de medicina estimulando o uso da luz solar na cura de doenças. Ele já sabia, na época, que a luz do sol desencadeia a produção de hormônio D3 (o que conhecemos como vitamina D, mas que, na verdade, é um hormônio). A partir daí, muitas doenças foram tratadas com a luz solar.

Hoje sabemos que a vitamina D é o hormônio mais poderoso no corpo humano. Ela é responsável por controlar, pelo menos, 10% dos genes do corpo de uma pessoa.

Atualmente, existe uma tendência à deficiência de vitamina D nas pessoas. Elas acordam, entram no carro na garagem sem sol, dirigem até o trabalho, onde passam no mínimo 8 horas sem sol, voltam para casa à noite. Não tomam sol e, quando o fazem, têm medo, pois se instalou uma paranoia no sentido de que o sol faz mal.

As pessoas têm medo de desenvolver melanoma (câncer de pele) se ficarem expostas ao sol, mas, paradoxalmente, quanto menos se toma sol no mundo, mais cresce a incidência de melanoma e cânceres diversos, como de pulmão, próstata, colo, e de doenças como o diabetes, o raquitismo, doenças cardíacas, perda de dentes. A incidência dessas doenças aumenta à medida que as pessoas se afastam do sol. O sol diminuiu, e o melanoma aumentou. As pessoas não sabem que a maioria dos cânceres de pele aparece em áreas onde não se toma sol: área interna da coxa, axilas etc.

Como se proteger do fotoenvelhecimento?

De nada adianta tentar combater o fotoenvelhecimento usando filtros que não protegem dos raios UVA. Além disso, o que mais envelhece o ser humano é a falta de produção de vitamina D. Entre 20 e 70 anos de idade, o ser humano vai perdendo a capacidade plena de produção de vitamina D, o que só se consegue tomando sol diariamente, e não fugindo dele, como as pessoas vêm fazendo.

Mesmo com os fármacos modernos e bem elaborados, com ativos antienvelhecimento, a produção natural dessa vitamina ainda é muito importante para a pele.

Como escolher um filtro solar eficiente e que não engorde?

Um filtro solar eficiente é aquele que possua proteção UVA e UVB. Pouco adianta usar um filtro que proteja somente contra raios UVB. E um filtro solar que não engorde não deve conter 4-metil benzilideno cânfora (4-mbc).

Qual o índice PPD adequado para proteção contra raios UVA?

O índice adequado de PPD é sempre aquele que corresponde, ao menos, à metade do índice FPS. Por exemplo, se você comprar um filtro solar com FPS 30, o fator adequado de proteção PPD será 15 (metade de 30 = 15). Verifique sempre na embalagem se constam estes dois índices: FPS e PPD. Se constar apenas o FPS, não adianta nada.

Como usar corretamente o filtro solar?

O uso correto do filtro solar deve estar de acordo com a orientação do fabricante. Fiz uma pesquisa em relação a 12 marcas, e todas elas orientam que se aplique o filtro solar na pele limpa pela manhã, reaplicando-o a cada 5 horas. A exceção foi uma das empresas que criou um filtro com proteção de 12 horas, sendo necessária a aplicação 1× ao dia apenas.

Já na opinião do Dr. Lair Ribeiro, antes do seu uso, deve-se tomar em torno de 20 a 30 minutos de sol sem protetor; somente após esse período, deve-se usar o protetor, com fator entre 8 e 15.

Para os pacientes que estão sendo submetidos ao tratamento do melasma, fica uma dúvida: será que, mesmo seguindo essa orientação, não seria necessário ativar a produção de melanina para piorar o melasma?

Vale esclarecer que todas as respostas referentes aos questionamentos anteriores foram elaboradas pelo Dr. Lair Ribeiro e complementadas pelo autor desta obra. O autor considerou conveniente criar esta parte, denominada CURIOSIDADES, apenas com um caráter paradidático e de conhecimento, deixando bem claro que cada profissional tem sua opinião relacionada a um assunto e, caso haja embasamento ético e científico, temos de respeitá-los quanto ao assunto abordado.

Além do ativo Tinosorb® M citado no tópico PELE E FILTRO SOLAR, existem outros com o mesmo valor e que não causam efeitos colaterais como o 4-metil benzilideno cânfora. São eles Uvinul® T 150, Uvinul® A Plus, Zano® 10Plus, Z-Cote® HP 1, T Lite™ SF-S e o Parsol® SLX.[72]

Uvinul® T 150[72]

É um filtro orgânico UVB derivado de triazina conhecido como octil triazona. Ele é usado para conferir proteção UVB, conforme mostra seu espectro de absorção. A octil triazona confere proteção UVB em baixas concentrações (concentrações até 3% são recomendadas), além de possuir alta fotoestabilidade. Geralmente, é adicionado na fase oleosa das formulações, sendo solúvel em óleos polares, mas óleos apolares, como a parafina líquida, não são adequados para sua solubilização. Sua natureza polar também proporciona uma boa afinidade pela queratina da pele, de modo que as formulações em que é usado são particularmente resistentes à água. Essa propriedade é reforçada ainda pela sua insolubilidade total em água.

Um estudo de 2008 avaliou *in vitro* a permeação e a distribuição cutânea de dois filtros UV, OMC e Uvinul® T 150, usando epiderme reconstituída (RE) e pele de rato (RS). Os resultados mostraram que não houve permeação do Uvinul® T 150 através da RS e da RE.

Uvinul® A Plus[72]

É um filtro orgânico UVA fotoestável que cobre os comprimentos de onda UVAI do espectro da UVA. Esse filtro possui uma boa solubilidade em óleos e é compatível com outros ingredientes, por exemplo, TiO_2 e ZnO. Ele possui elevado ponto de fusão (54°C) e deve ser fundido a 70°C antes de sua utilização.

Zano® 10Plus[72]

É formado por óxido de zinco disperso em silicone, o que melhora a sua incorporação nas formulações. Além disso, possui relativa estabilidade, não reage com filtros orgânicos e é seguro clinicamente (atóxico). A sua combinação com filtros UV orgânicos permite a formulação de fotoprotetores de amplo espectro muito eficazes. Em comparação com o dióxido de titânio, o óxido de zinco fornece proteção UVA adicional (cobre de 290 a 380 nm). Com o mesmo INCI Name (Zinc

Oxide [and] Triethoxycaprylylsilane) existe também no mercado o Z-Cote® HP 1, cujo espectro de absorção encontra-se adiante.

Z-Cote® HP1[72]
Consiste de aproximadamente 98% de óxido de zinco micronizado e aproximadamente 2% de material de revestimento hidrofóbico (derivado de silicone) e pode ser disperso na fase oleosa da formulação. Podemos citar também o Z-Cote® MAX™ (INCI Name: Zinc Oxide [and] Dimethoxydiphenylsilane/Triethoxycaprylylsilane Crosspolymer), um óxido de zinco microfino que consiste de aproximadamente 96-99% de óxido de zinco micronizado e 1-4% de revestimento hidrofóbico polar (derivado de silicone), sendo que sua maior vantagem em relação aos demais óxidos de zinco é sua melhor compatibilidade com espessantes à base de acrilato, como os carbômeros, por exemplo.

T Lite™ SF-S[72]
É um dióxido de titânio microfino, com apelo de proteção de amplo espectro e transparência em formulações. Fornece ampla proteção UVA e UVB, cobrindo os espectros longo UVA I e curto UVA II. Possui excelente transparência e alta proteção FPS em concentrações acima de 8%. É fácil de dispersar, fotoestável (não catalítico) e compatível com estearatos, além de poder ser usado em temperaturas elevadas (80-100°C) e alto cisalhamento.

Parsol® SLX[72]
É um filtro solar absorvedor de UV baseado em silicone. Parsol® SLX é o primeiro filtro UVB polimérico que consiste de cromóforos ligados a uma estrutura principal de silicone.

É solúvel em solventes orgânicos de polaridade média e insolúvel em água. Ele é considerado um substituto para o ethylhexyl methoxycinnamate, pois estabiliza a avobenzona, pode ser usado em produtos capilares e ajuda na melhora do sensorial das formulações. Seu uso é permitido até 10%, sendo geralmente recomendado de 1 a 5%.

PROTOCOLOS

O autor deixa claro que o protocolo é apenas uma forma de expor como ele executa o atendimento de seus pacientes, referente ao tratamento do melasma, em sua clínica. Claro que cada paciente tem suas particularidades, como, por exemplo, respostas fisiológicas positivas ou negativas em relação ao estímulo dado ao tratamento, alergias aos cosméticos e seu comportamento domiciliar, em relação a estarem utilizando ou não os cosméticos orientados para uso domiciliar. O autor não se responsabiliza por quaisquer problemas que alguém possa apresentar em relação a essas reações. Por esse fato, é fundamental que o profissional executor do tratamento, antes de realizar esses protocolos em seus pacientes, execute uma análise ou avaliação da pele antes de uma forma geral e estude cada caso específico até chegar à conclusão se o paciente avaliado é ou não candidato a tal procedimento.

Outro fato importante refere-se à prescrição de cosméticos. O autor esclarece que esta obra tem o objetivo de alcançar e poder levar conhecimento didático a todos os profissionais da área da saúde que atuam no seu dia a dia executando tratamentos estéticos, como, por exemplo, esteticistas, fisioterapeutas, médicos, enfermeiros, biomédicos, entre outros. Cabe ao Conselho das respectivas profissões delegar e criar regras para definir se o profissional está ou não apto a prescrever os princípios ativos cosméticos citados nesta literatura. Esta obra não foi criada com o intuito de capacitar ou induzir alguém à realização das técnicas citadas sem que tenha uma formação profissional e um treinamento prático referentes ao assunto.

Protocolo 1 – Mancha Superficial

1. Assepsia da pele com loção de limpeza sem álcool.
2. Aplicar cosmético clareador fotoativado (produto de manipulação ou industrializado).
3. Aplicar LED azul. O tempo de aplicação deve ser de acordo com o fabricante do equipamento; geralmente, de 6 a 10 minutos.
4. Aplicar o LED vermelho O tempo deve ser de acordo com o fabricante do equipamento; geralmente, de 6 a 10 minutos.

5. Filtro solar sem álcool.
6. Em casa, o paciente utilizará cosméticos de manutenção associados a antioxidantes e ômega 3 via oral. Tomar uma cápsula no café da manhã e no jantar.

Protocolo 2 – Mancha Superficial

1. Lavar a face com sabonete com ácido glicólico 10% e remover com água corrente. Esse sabonete já é o suficiente para remover a capa córnea, potencializando o resultado das etapas a seguir.
2. Aplicar cosmético clareador fotoativado (produto de manipulação ou industrializado).
3. Aplicar LED azul. O tempo de aplicação deve ser de acordo com o fabricante do equipamento; geralmente, de 6 a 10 minutos.
4. Aplicar o LED vermelho. O tempo de aplicação deve ser de acordo com o fabricante do equipamento; geralmente, de 6 a 10 minutos.
5. Filtro solar sem álcool.
6. Em casa, o paciente utilizará cosméticos de manutenção associados a antioxidantes e ômega 3 via oral. Tomar uma cápsula no café da manhã e no jantar.

Protocolo 3 – Mancha Mista

1. Assepsia da pele com loção de limpeza sem álcool.
2. Aplicar cosmético clareador fotoativado (produto de manipulação ou industrializado).
3. Aplicar LED azul. O tempo de aplicação deve ser de acordo com o fabricante do equipamento; geralmente, de 6 a 10 minutos.
4. Aplicar o LED vermelho. O tempo de aplicação deve ser de acordo com o fabricante do equipamento; geralmente, de 6 a 10 minutos.
5. Filtro solar sem álcool.
6. Em casa, o paciente utilizará cosméticos de manutenção associados a antioxidantes e ômega 3 via oral. Tomar uma cápsula no café da manhã e no jantar.

Protocolo 4 – Mancha Mista

1. Assepsia da pele com loção de limpeza sem álcool.
2. Aplicar *peeling* de cristal, ultrassônico ou diamante bem leve, apenas para remover a capa córnea (potencializando o resultado das etapas a seguir).

3. Aplicar cosmético clareador fotoativado (produto de manipulação ou industrializado).
4. Aplicar LED azul. O tempo de aplicação deve ser de acordo com o fabricante do equipamento; geralmente, de 6 a 10 minutos.
5. Aplicar o LED vermelho. O tempo de aplicação deve ser de acordo com o fabricante do equipamento; geralmente, de 6 a 10 minutos.
6. Filtro solar sem álcool.
7. Em casa, o paciente utilizará cosméticos de manutenção associados a antioxidantes e ômega 3 via oral. Tomar uma cápsula no café da manhã e no jantar.

Obs.: caso tenha aparelho de LED com a luz âmbar, pode incluir essa modalidade nos protocolos 3 e 4, sendo que o tempo da sessão aumentará.

REFERÊNCIAS BIBLIOGRÁFICAS

1. Nikolaou V, Stratigos AJ, Katsambas AD. Established treatments of skin hypermelanoses. *J Cosmet Dermatol* 2006 Dec;5(4):303-8.
2. Pandya A, Berneburg M, Ortonne JP et al. Guidelines for clinical trials in melasma. *Br J Dermatol* 2006;156(1):21-8.
3. Rigopoulos D, Gregoriou S, Katsambas. A Hyperpigmentation and melasma. *J Cosmet Dermatol* 2007 Sept;6(3):195-202.
4. Salim A, Rengifo M, Cuervo-Amore LG et al. Interventions for melasma. *The Cochrane Library* 2008; Issue 4.
5. Bolanca I, Bolanca Z, Kuna K, Vukovi A et al. Chloasma-the mask of pregnancy. *Coll Antropol* 2008;32(2):139-41.
6. Hassun KM, Bagatin E, Ventura KF. *Melasma Rev Bras Med* 2008;65:11-16.
7. Victor FC, Gelber J, Rao B. Melasma: a review. *J Cutan Med Surg* 2004 Mar-Apr;8(2):97-102.
8. Sanchez NP, Pathak MA, Sato S et al. Melasma: a clinical, light microscopic, ultrastructural, and immunofluorescence study. *J Am Acad Dermatol* 1981;4:698-710.
9. Kim EH, Kim YC, Lee ES et al. The vascular characteristics of melasma. *J Dermatol Sci* 2007 May;46(2):111-6.
10. Salim A, Rengifo-Pardo M, Vincent S et al. Melasma. In: Williams H, Bigby M, Diepgen T et al. (orgs.). Evidence-based dermatology. London: *BMJ Books* 2003;553-67.
11. Pathak MA, Fitzpatrick TB, Kraus EW. Usefulness of retinoic acid in the treatment of melasma. *J Am Acad Dermatol* 1986 Oct;15(4 Pt 2):894-9.
12. Williams IR, Kupper TS. Immunity at the surface: homeostatic mechanisms of the skin immune system. *Life Sci* 1996;58(18):1485-507.
13. Koster MI, Roop DR. Genetic pathways required for epidermal morphogenesis. *Eur J Cell Biol* 2004 Dec;83(11-12):625-9.
14. Kupper TS, Fuhlbrigge RC. Immune surveillance in the skin: mechanisms and clinical consequences. *Nat Rev Immunol* 2004 Mar;4(3):211-22.
15. Boehncke, WH, Schon, MP. Interfering with leukocyte rolling--a promising therapeutic approach in inflammatory skin disorders? *Trends Pharmacol Sci* 2003;24:49-52.
16. Stadelmann WK, Digenis AG, Tobin GR. Physiology and healing dynamics of chronic cutaneous wounds. *Am J Sur* 1998 Aug;176:26S-38S.
17. Ryan T. The ageing of the blood supply and the lymphatic drainage of the skin. *Micron* 2004;35(3):161-71.
18. Goulet JL, Byrum RS, Key ML, Nguyen M, Wagoner VA, Koller BH. Genetic factors determine the contribution of leukotrienes to acute Inflammatory responses. *J Immunol* 2004;164:4899-907.

19. Freinkel RK, Woodley DT. The Biology of the Skin. *Taylor & Francis Group*, New York, 2001.
20. Barry BW. Dermatological Formulations. *Ed Marcel Dekker*, New York, 1983.
21. Goodwin AW, Wheat HE. Sensory signals in neural populations underlying tactile perception and manipulation. *Annu Rev Neurosci* 2004;27:53-77.
22. Sulaimon SS, Kitchell BE. The biology of melanocytes. *Vet Dermatol* 2003;14:57-65
23. Boissy RE. The melanocyte. Its structure, function, and subpopulations in skin, eyes, and hair. *Dermatol Clin* 1988 Apr;6(2):161-73.
24. Jimbow K, Quevedo Jr WC, Fitzpatrick TB et al. Biology of Melanocytes. In: Fitzpatrick TB, Eisen AZ, Wolff K, Freedberg IM, Austen KF. *Dermatology in General Medicine*. v. 1. New York: Mcgraw-Hill; 1999. p.192-220.
25. Bolognia JL, Orlow SJ. Melanocyte biology. In: Bolognia JL, Jorizzo JL, Rapini RP. *Dermatology*. v. 1. New York: Mosby; 2003.
26. Rouzaud F, Kadekaro AL, Abdel-Malek ZA, Hearing VJ. MC1R and the response of melanocytes to ultravioleta radiation. *Mutat Res* 2005 Apr 1;571(1-2):133-52.
27. Murisier F, Beermann F. Genetics of pigment cells: lessons from the tyrosinase gene family. *Histol Histopatholv* 2006 May;21(5):567-78.
28. Ito S. A chemist's view of melanogenesis. *Pigment Cell Res* 2003;16:230-6.
29. Mosher DB, Fitzpatrick TB, Ortonne JP, Hori Y. Normal skin color and General Considerations of Pigmentary Disorders. In: Fitzpatrick TB, Eisen AZ, Wolff K, Freedberg IM, Austen KF. *Dermatology in General*.
30. Hearing VJ. Biogenesis of pigment granules: a sensitive way to regulate melanocyte function. *J Dermatol Sci* 2005 Jan;37(1):3-14.
31. Boissy RE. Melanosome transfer to and translocation in the keratinocyte. *Exp Dermato* 2003;12 Suppl 2:5-12.
32. Borges FS. *Dermato-Funcional: modalidades terapêuticas nas disfunções estéticas*. São Paulo: Phorte, 2006.
33. Spencer JM, Kurtz ES. Approaches to document the efficacy and safety of microdermabrasion procedure. *Dermatol Surg* 2006 Nov;32(11):1353-7.
34. Kaffer E, Longo BP. *Fototerapia e Terapia Fotodinamica com LED's*, 3ª ed. São Paulo: Santos; 2010.
35. Trelles MA, Allones I. Red light emmiting diode (LED) therapy accelerates wound healing post-blepharoplasty and periocular laser ablative resurfacing. *J Cosmt Laser Ther* 2006 Apr;8(1):39-42.
36. Russel BA, Kellet N, Reilly L.R. A study to determine the efficacy of combination LED light therapy (633nm and 830nm) in facial skin rejuvenation. *J Cosmt Laser Ther* 2005 Dec; 7(3-4):196-200.
37. Calderhead RG. Phototherapy in new millennium – Implications in everyday dermatological practice. *US Dermatology Review* 2006.
38. Vladimirov YA, Osipov AN, Klebanov GI. Photobiological principles of therapeutic applications of laser radiation. *Biochemistry (Mosc)* 2004 Jan;69(1):81-90.
39. Souza RA, Garcez EC. Temas de Medicina Estética. Porto Alegre: Nova Prova, 2007.
40. Pirola FM, Giusti HHKD. Luz Intensa Pulsada. In: Borges FS. Dermato-funcional: modalidades terapêuticas nas disfunções estéticas. 2 ed. São Paulo: Phorte, 2010.
41. Tamura B, Cucé LC, Cattini LM, Curi TZ, Pepe TA, Santos BL. Melasma: mais uma opção terapêutica. UNISA. 2012.

REFERÊNCIAS BIBLIOGRÁFICAS

42. Patriota RCR. Laser um aliado na dermatologia. Rev Med. São Paulo. 2007; 86(2):64-70.
43. Agne JE. Eu sei eletroterapia. 2 ed. Santa Maria: Pallotti, 2011.
44. Kede MPV. Dermatologia estética. São Paulo: Editora Atrheneu, 2004.
45. Salles AG, Camargo CP, Gimenez R et al. O uso da Luz Intensa Pulsada (LIP) no tratamento de dorso das mãos. Disponível em: https://cabescientifica.files.wordpress.com/2009/10/ipl-tto-fotoenvelhecimento-de-dorso-das-maos.pdf. Acesso em 05/12/2011.
46. Borelli, SS. As idades da pele: orientação e prevenção. 2 ed. São Paulo: Editora Senac, 2004.
47. Sousa VM. *Ativos Dermatológicos*. São Paulo: Tecnopress; 2003.
48. Manual de incompatibilidades farmacotécnicas em preparações de uso tópico. ANFARMAG. 2001/2003.
49. http://www.iqsc.usp.br/boletim/TodasNoticias.php?rowid=90&rowid vol=13. Acesso em: 21 de Março de 2013.
50. Bentley R. From miso, saké and shoyu to cosmetics: a century of science for kojic acid. *Nat prod Rep* 2006 Dec;23(6):1046-62.
51. Mitani H, Koshiishi I, Sumita T, Imanari T. Prevention of the photodamage in the hairless mouse dorsal skin by kojic acid as an iron chelator. *Eur J Pharmacol* 2001 Jan 5;411(1-2):169-174.
52. Lee JH, Park JG, Lim SH et al. Localized Intradermal Microinjection of Tranexamic Acid for Treatment of Melasma in Asian Patients: A Preliminary Clinical Trial. *Dermatol Surg* 2006 May;32(5):626-31.
53. Tullii Roberto, Izzo M. El papel del ácido tioglicólico en las pigmentaciones férricas / The role of thioglycolic acid in ferric pigmentations. *Ver Panam Flebol Linfol* 2001 Jun;41:57-63.
54. Izzo M. Pigmentazione Post-Scleroterapica. Centro Interdipartimentale di ricerca,terapia e riabilitazione flebolinfologica. Università degli studi di Siena (Italia). 3. Goldman N, Goldman B. Tratamento das hiperpigmentações de membros inferiores desencadeadas por insuficiência venosa através do ácido tioglicólico. Sociedade Brasileira de Medicina Estética – São Paulo.
55. Ackerman Z, Seidenbaum M, Loewenthal E, Rubinow A. Overload of iron in the skin of patient with varicose ulcers. Possibles contributing role of iron accumulation in progression of the disease. *Arch Dermatol* 1988 Sep;124(9):1376-8.
56. Allart JM. Incidents, accidents del sclérothérapie: comment les prévenir? In: *La sclérothérapie*, coord. P. Boivin, Lab. DEXO Ed. 1993, 43-56.
57. Tulli R. Ácido Tioglicólico, Aplicação e Resultados em Manchas Pós-Escleroterapia. *Int J Cosm Surg* 2008;8(3).
58. Freire P. Manchas/Pintas. Disponível em: http://www.drpaulofreire.med.br/manchas_pintas.htm. Acesso em: 23 de Agosto de 2017.
59. http://www.merck-chemicals.com.br/acido-tiobenzoico-mercaptoacetico/MDA_CHEM-8146. Acesso em: 12 de Setembro de 2017.
60. Kede MPV. Peelings químicos superficiais e médios. In: Kede MPV, Sabatovich O. *Dermatologia estética*. 1ª ed. São Paulo: Atheneu; 2003, 415-49.
61. Pimentel AS. *Peeling, máscaras e acne*. São Paulo: Livraria Médica Paulista, 2008; 26-43.
62. Beckman KB, Ames BN. The free radical theory of aging matures. *Physiol Ver* 1998;78:547-81.
63. Borges FS. *Modalidades terapêuticas nas disfunções estéticas*. São Paulo: Phorte; 2006, cap. 15.
64. McKenney J. New perspectives on the use of niacin in the treatment of lipid disorders. *Arch Intern Med* 2004 Apr 12;164(7):697-705.
65. Bernardino MJ, Souza VM. *A Farmacologia do Suplemento*. São Paulo: LMC Pharmabooks; 2010.

66. Farina A, Ferranti C, Marra C (2006). An improved synthesis of resveratrol. *Nat Prod Res* 2006 Mar;20(3):247-52.
67. Schalka S, dos Reis VMS. Fator de proteção solar: significado e controvérsias. *An Bras Dermatol* 2011;86(3):507-15.
68. Forestier S. Rationale for sunscreen development. *J Am Acad Dermatol* 2008 May;58(5 Suppl 2):S133-8.
69. Balogh TS, Velasco MVR, Pedriali CA, Kaneko TM, Baby AR. Proteção à radiação ultravioleta: recursos disponíveis na atualidade em fotoproteção. *An Bras Dermatol* 2011;86(4):732-42.
70. Cabral LDS et al. Filtros solares e fotoprotetores mais utilizados nas formulações no Brasil. *Revista Científica do ITPAC* 2011Jul; v.4, n.3, Pub.4.
71. https://docs.google.com/document/d/1pgv3pbeqVBh1r1PObPs8M4GsUCNa-vAURNIedekUwsY/edit?hl=pt_BR. Acesso em: 23 de Outubro de 2017.
72. Barros C. 9 Opções de filtros solares para tornar o seu fotoprotetor exponencial. Disponível em: http://www.cleberbarros.com.br/opcoes-de-filtros-solares-para-fotoprotetor-excepcional. Acesso em: 03 de Novembro de 2017.

ÍNDICE REMISSIVO

Entradas acompanhadas por um *f* ou *q* em itálico indicam figuras e quadros, respectivamente.

A

Ácido
  fítico, 40
  glicirrízico, 39
  glicólico, 45
    concentrações, 48
    peeling de, 47*f*
      eritema após, 47*f*
  kójico dipalmitato, 41
  mandélico, 39
  tioglicólico, 44
Acne
  manchas após, 17*f*
  na face, 17*f*
AHA (Alfa-Hidroxiácido), 39, 46
Alpha-Arbutin, 38
  produtos industrializados com, 38*f*
Análise
  da pele, 20*f*-23*f*
    com lâmpada de Wood, 20f-23f
      aparelho de, 20f
Antipollon, 49
Aparelho(s)
  com lâmpada de Wood, 20*f*, 22*f*
    para análise da pele, 20f, 22*f*
  de LED, 27*f*
    aplicação do, 27*f*
      após *peeling* ultrassônico, 27*f*
  de *peeling*, 24*f*-26*f*
    de cristal, 25*f*
    de diamante, 26*f*
    ultrassônico, 24*f*
  para aplicação de LIP, 33*f*
    manopla do, 34*f*
      com filtros de corte, 34*f*
Aplicação
  de LIP, 33*f*
    aparelhos para, 33*f*
      manopla, 34*f*

do aparelho de LEDs, 27*f*
  após *peeling* ultrassônico, 27*f*
Arbutin, 38
AT (Ácido Tranexâmico), 42
  injetável, 42*f*
    eficácia do, 42*f*
      artigo científico referente à, 42*f*
      estudo científico referente ao, 43*f*
    kit clareador com, 44*f*
Azeloglicina, 50

B

Beleza
  suplementação a favor da, 51-61
    luteína, 53
    Niacin, 51
    óleo de linhaça, 56
    ômega 3, 55
    Parsol® SLX, 61
    pele, 56
      e filtro solar, 56
    resveratrol, 54
    T Lite™ SF-S, 61
    Uvinul®, 60
      A Plus, 60
      T 150, 60
    vitamina B3, 51
    Zano® 10Plus, 60
    Z-Cote® HP1, 61
Biosome
  C, 38
Biowhite, 50

C

Célula
  de Langerhans, 4f
    mecanismo de ação na, 29f
      da luz, 29f

ÍNDICE REMISSIVO

Ceratose(s)
  na face, 17f
  seborreica, 18
Clariskin, 50
Comprimento(s)
  de onda, 28
    da luz de LED, 28f
      escala de, 28f
      funções dos, 28
        cores, 28
Cosmético(s)
  para uso com LEDs, 30f

D

DHI (dopa, 5,6 di-hidroxindol), 11, 12
DHICA (5,6 di-hidroxindol-2-ácido carboxílico), 11

E

Efélide(s), 16
  na face, 16f
    sinais das, 16f
Epiderme
  disposição na, 7f
    dos melanócitos, 7f
  secção transversal da, 4f
    esquema simplificado, 4f
Eritema
  após *peeling*, 47f
    de ácido glicólico, 47f
      uniforme, 47f
Escala
  de comprimento de onda, 28f
    da luz de LED, 28f

F

Face
  ceratoses na, 18f
  manchas na, 17f
    pós-acne, 17f
  presença do melasma na, 16f
    misto, 16f
  sinais das efélides na, 16f
FGF2 (Fator de Crescimento de Fibroblastos), 6, 43
Filtro Solar
  pele e, 56
Fotobiomodulação
  aparelhos para tratamento de, 30f
  terapia de, 27

H

Hexylresorcinol, 36
  produtos industrializados com, 37f
Hiperpigmentação
  melhora da, 45f
    após tratamento, 45f

I

Idebenona, 48
  produto com, 48f
Isocell Citrus®, 49

L

Langerhans
  célula de, 4f
LED(s)
  aplicação do aparelho de, 27f
    após *peeling* ultrassônico, 27f
  cosméticos para uso com, 30f
  terapia de fotobiomodulação, 27
    comprimentos de onda, 28
      escala de, 28f
      funções dos, 28
    contraindicações, 31
    indicações, 29
    sensações durante a aplicação, 31
LH (Hormônio Luteinizante), 1
Linhaça
  óleo de, 56
LIP (Luz Intensa Pulsada), 32-35
  aparelhos para aplicação de, 33f
    manopla, 34f
      com filtros de corte, 34f
    aspecto após aplicação da, 34f
      de microqueimadura, 34f
Lúpus
  manchas hipercrômicas após, 17f
Luteína, 53
Luz
  de LED, 28f
    comprimento de onda da, 28f
      escala de, 28f
    mecanismo de ação da, 29f
      na célula, 29f

M

Mancha(s)
  encontradas na pele, 15-23
    ceratose seborreica, 18
    classificação das, 19
    como analisar as, 20-23
    efélides, 16

hipercrômicas, 17f
  pós-lúpus, 17f
  melanose, 15
  melasmas, 16
  pós-acne, 17f
  pós-inflamatórias, 17
  sardas, 16
  senil, 15
Matipure®, 50
Melanina, 11-13
  pela oxidação do melanócito, 13f
  transferência de, 12f
    para os ueratinócitos, 12f
  processo de formação de, 13f
Melanócito(s), 4f, 6-8
  disposição dos, 7f
    na epiderme, 7f
  distribuição na epiderme pelos, 9f
    de pigmento, 9f
  inter-relação dos, 7f
    com os queratinócitos, 7f
  oxidação do, 13f
    formação de melanina pela, 13f
  produção de pigmento pelos, 9f
Melanogênese, 12f
Melanose, 15
Melanossoma(s), 9
Melasma(s), 1, 16
  misto, 16f
    presença na face do, 16f
  resistente, 2f
    características da pele com, 2f
  técnicas associadas para tratamento do, 24-31
    LED, 27
      contraindicações, 31
      funções dos comprimentos de onda, 28
      indicações, 29
      sensações durante a aplicação, 31
      terapia de fotobiomodulação, 27
    peeling, 24
      de cristal, 25
      de diamante, 26
      ultrassônico, 24
    tratamento do, 36-50
      ativos indicados para, 36-50
        ácido, 39
          fítico, 40
          glicirrízico, 39
          glicólico, 45
          kójico dipalmitato, 41
          mandélico, 39
          tioglicólico, 44

alpha-arbutin, 38
antipollon, 49
arbutin, 38
AT, 42
azeloglicina, 50
biosome C, 38
biowhite, 50
clariskin, 50
hexylresorcinol, 36
idebenona, 48
Isocell Citrus®, 49
Matipure®, 50
melawhite, 49
melfade J, 49
skin whitening complex, 49
Whitessence®, 49
vascular, 46f
  formação de, 46f
    mecanismo de ação na, 46f
Melawhite, 49
Melfade J, 49

N
Niacin, 51

O
Óleo
  de linhaça, 56
Ômega 3, 55

# P
Papila(s)
  dérmicas, 4f
Parsol® SLX, 61
PDT (Photodynamic Therapy), ver TFD
Peeling
  de ácido glicólico, 47f
    eritema após, 47f
    uniforme, 47f
  de cristal, 25
    aparelhos de, 25f
  de diamante, 26
    aparelhos de, 26f
  ultrassônico, 24, 27f
    aparelhos de, 24f
    aplicação após, 27f
    do aparelho de LED, 27f
Pele, 3-5
  características da, 2f
    com melasma resistente, 2f
  e filtro solar, 56
  manchas encontradas na, 15-23
    ceratose seborreica, 18

    classificação das, 19
    como analisar as, 20-23
    efélides, 16
    hipercrômicas, 17*f*
        pós-lúpus, 17*f*
    melanose, 15
    melasmas, 16
    pós-acne, 17*f*
    pós-inflamatórias, 17
    sardas, 16
    senil, 15
  secção transversal da, 4*f*
    esquema simplificado, 4*f*
PPO (Polifenol Oxidesa), 36
Protocolo(s), 62-64
  mancha, 62
  mista, 63
  superficial, 62, 63

Q
Queratinócito(s), 4*f*
  inter-relação com, 7*f*
  dos melanocitos, 7*f*

R
Resveratrol, 54
RUV (Radiação Ultravioleta), 1, 6, 10

S
Sarda(s), 16
Skin Whitening Complex, 49
Substância(s)
  tópicas, 2*q*
    efeito referente às, 2*q*
Suplementação
  a favor da beleza, 51-61
    luteína, 53
    Niacin, 51
    óleo de linhaça, 56
    ômega 3, 55
    Parsol® SLX, 61
    pele, 56
      e filtro solar, 56
    resveratrol, 54
    T Lite™ SF-S, 61
    Uvinul®, 60
      A Plus, 60
      T 150, 60
    vitamina B3, 51
    Zano® 10Plus, 60
    Z-Cote® HP1, 61

T
T Lite™ SF-S, 61
Técnica(s)
  não ablativas, 2*q*
    efeito referente às, 2*q*
TFD (Terapia Fotodinâmica), 29
TRP1 (Proteína 1 Relacionada à Tirosinase), 11
TRP2 (Proteína 2 Relacionada à Tirosinase), 11

U
UEM (Unidade Epidermomelânica), 14
Ueratinócito(s)
  transferência para os, 12*f*
    de melanina, 12f
Uvinul®
  A Plus, 60
  T 150, 60

V
VEGF (Fator do Crescimento do Endotélio Vascular), 1
Vitamina
  B3, 51

W
Whitessence®, 49

Z
Zano® 10Plus, 60
Z-Cote® HP1, 61